STD

医生来了·专病科普教育丛书

性病防治

科普知识 100 问

四川省医学科学院·四川省人民医院（电子科技大学附属医院）

陈学军　总策划　杨建文　崔　凡　主审　杨　戈　主编

U0254524

 四川科学技术出版社

· 成都 ·

图书在版编目（CIP）数据

性病防治科普知识100问 / 杨戈主编. —— 成都：四川科学技术出版社，2023.4
（医生来了：专病科普教育丛书）
ISBN 978-7-5727-0847-3

Ⅰ.①性… Ⅱ.①杨… Ⅲ.①性病—防治—问题解答 Ⅳ.①R759-44

中国国家版本馆CIP数据核字(2023)第022581号

医生来了·专病科普教育丛书

性病防治科普知识100问

YISHENG LAILE·ZHUANBING KEPU JIAOYU CONGSHU
XINGBING FANGZHI KEPU ZHISHI 100 WEN

杨戈◎主编

出 品 人	程佳月
责任编辑	李 栎
助理编辑	王天芳
责任校对	方 凯
封面设计	杨璐璐 郑 楠
责任印制	欧晓春
出版发行	四川科学技术出版社
	成都市锦江区三色路238号 邮政编码 610023
	官方微信公众号：sckjcbs
	传真：028-86361756
制 作	成都华桐美术设计有限公司
印 刷	四川华龙印务有限公司
成品尺寸	140 mm × 203 mm
印 张	9
字 数	180千
版 次	2023年4月第1版
印 次	2023年4月第1次印刷
定 价	46.00元

ISBN 978-7-5727-0847-3

邮 购：成都市锦江区三色路238号新华之星A座25层 邮政编码：610023
电 话：028-86361770

《医生来了·专病科普教育丛书》
编委会委员名单
（排名不分先后）

主任委员

王　莉

副主任委员

韩盛玺　孙红斌　乐卫东　徐如祥　吕传柱

委　员

李良平	俞小炯	梅　劼	刘文英
吴峥峥	何　刚	费　伟	刘玉萍
周　波	童荣生	尹立雪	蒋　黎
蒲　红	孙明伟	曾　俊	辜玉刚
黄晓波	石　毅	黄　翔	温贤秀

秘书组

张　蒙　卿　俊　张　莉

《性病防治科普知识100问》
编委会委员名单

总策划

陈学军

主　审

杨建文　崔　凡

主　编

杨　戈

副主编

万慧颖　周夕湲

参　编

（按姓氏音序排列）

陈　静	陈晓霞	崔　凡	付柏林	巩毓刚
李　娟	卢　葳	毛　翀	毛玉洁	蒲晓英
穰　真	万慧颖	王超群	王　倩	杨　戈
杨建文	应川蓬	张丽霞	赵　蓓	周夕湲

假如您是初次被诊断为某种疾病的患者或患者亲属，您有没有过这些疑问和焦虑：咋就患上了这种病？要不要住院？要不要做手术？该吃什么药？吃药、手术、检查会有哪些副作用？要不要忌口？能不能运动？怎样运动？会不会传染别人？可不可以结婚生子？日常工作、生活、出行需要注意些什么？

假如您是正在医院门诊等候复诊、正在看医生、正在住院的患者，您有没有过这样的期盼：医生，知道您很忙，还有很多患者等着您看病，但我还是很期待您的讲解再详细一点、通俗一点；医生，能不能把您讲的这些注意事项一条一条写下来？或者，给我们一本手册、一些音频和视频，我们自己慢慢看、仔细听……在疾病和医生面前，满脑子疑问的您欲问还休。

基于以上疑问、焦虑、期盼，由四川省医学科学院·四川省人民医院（电子科技大学附属医院）（下称省医院）专家团队执笔、四川科学技术出版社出版的"医生来了·专病科普教育丛书"（下称本丛书）来啦！本丛书为全彩图文版，围绕人体各个器官、部位，各类专科疾病的成因、诊治、疗效及如何配合治疗等患者关心、担心、揪心的问题，基于各专科疾病国内外临床诊治指南和省医院专家团队丰富的临床经验，为患者集中答疑解惑、破除谣言、揭开误区，协助患者建立良好遵医行为、提高居家照护能力和战胜疾病的信心。

本丛书部分内容被录制成音频和视频，读者通过扫描图书封底的二维码链接到省医院官方网站"专科科普""医生来了""健康加油站"等科普栏目以及各类疾病专科微信公众号上，拓展学习疾病预防与诊治、日常健康管理、中医养生、营养与美食等科普知识。

健康是全人类的共同愿望，是个人成长、家庭幸福、国家富强、民族振兴的重要基础。近年来，省医院积极贯彻落实"健康中国""健康四川"决策部署，通过日常开展面对患者及家属的健康宣教及义诊服务、策划推出"医生来了"电视科普节目、广泛开展互联网医院线上诊疗与健康咨询等服务，助力更广泛人群的健康管理。

我们深知，在医学科学尚无法治愈所有疾病的今天，提供精准的健康科普知识、精心的治疗决策方案，提升疾病治愈的概率和慢病患者的生活质量，是患者和国家的期盼和愿望，更是医院和医者的使命和初心。在此，我们真诚提醒每一位读者、每一位患者：您，就是自己健康的第一责任人，关注健康，首先从获取科学、精准的医学科普知识开始。

祝您健康！

"医生来了·专病科普教育丛书"编委会

2021年11月于成都

序

近年来，随着我国性传播疾病防治宣传工作越来越深入，对阻遏性传播疾病的蔓延起到了重要的作用。然而性传播疾病还远未被完全控制，在部分人群和地区甚至有蔓延之势，性传播疾病防控仍不可小视。

作为国家大型三甲医院的医生，我们希望能为每一位患者提供高质量的医疗服务。本书所有作者在多年的从业生涯中也在努力践行之。无奈医院能提供的有限的医疗服务量、医生有限的精力与患者无限的服务需求之间总是充满矛盾。我们非常清楚，来医院就诊的患者常常带着满脑袋问号，尽管非常努力，但囿于有限的就诊时间，我们依然不能保证让每一位患者的所有疑问都得到解答。因此，一直以来，我们都希望写一本书，作为性传播疾病患者就诊前后了解相关知识的有益和更为充分的补充，更希望本书为大众提供一个了解性传播疾病相关知识的渠道，提高大众对性传播疾病的认知水平及防病意识，树立良好的、健康的生活习惯，同时也避免在诊疗过程中走弯路，甚至上当受骗。

本书用读者看得懂的、喜闻乐见的、浅显的语言答疑解惑，内容既科学严谨又通俗易懂、逻辑清晰，把读者关注的相关疾病知识，从病因、发病机制、应该做什么检查、如何就诊治疗、预防方法以及注意事项等，娓娓道来，让读者对疾病有一个比较清晰的了解。本书可供皮肤性病学从业人员、性传播疾病患者和亲友以及大众阅读参考。

如果本书能够为读者带来些许帮助，作者们将感到无比欣慰。

祝读者朋友健康幸福！

四川省人民医院皮肤病性病研究所　陈学军

2023年4月

CONTENTS
目　录

第三章
病毒感染——尖锐湿疣

第四章
病毒感染——生殖器疱疹

第五章
细菌感染——淋病

第六章
衣原体感染——泌尿生殖道沙眼衣原体感染

第七章
支原体感染——泌尿生殖道支原体感染

第八章
真菌感染——念珠菌性包皮龟头炎/外阴阴道炎

注：本书为了直接客观反应病变，附有少量临床典型皮损图片，其中部分图片可能引起不适。

性病基础知识

问题1 什么是性传播疾病？我国常见的性传播疾病有哪些？

性传播疾病（以下简称性病），是指主要通过已感染的性伴侣与未感染者之间的性接触而传播的疾病，我国历史上把它们叫作"花柳病"，是一组在世界范围内广泛流行的传染性疾病（简称传染病）。第一代性病包括梅毒、淋病、软下疳、性病性淋巴肉芽肿等4种疾病。1975年世界卫生组织（WHO）决定把凡是通过性行为引起的性器官间和性器官外接触传染的疾病都称为性病（即"广义上的性病"）。除上述4种经典的性病外，还包括非淋球菌性尿道（宫颈）炎、尖锐湿疣（condyloma acuminatum，CA）、生殖器疱疹（genital herpes，GH）、阴道毛滴虫病、阴虱病、疥疮、乙型病毒性肝炎（简称乙肝）等近30种疾病。1981年美国首次报告艾滋病[由人类免疫缺陷病毒（human immunodeficiency virus，HIV）感染所致的人类获得性免疫缺陷综合征]，又将艾滋病（包括HIV感染）列入了性病的范畴。

由于在WHO规定的性病中，部分疾病如乙肝、疥疮、阴虱病等，在我国的传染有其特殊性，虽然其可以经过性接触传染，但是也可以通过密切接触、血液等多种途径传染，所以我国不完全按照WHO的规定把这些传染病纳入性病管理范畴。

《中华人民共和国传染病防治法》将梅毒、淋病、艾滋病作为法定报告的乙类传染病。原卫生部发布的《性病防治管理办法》和《中华人民共和国传染病报告卡》规定的需要监测的性病包括梅毒、淋病、艾滋病（包括HIV感染）、非淋球菌性尿道（宫颈）炎、尖锐湿疣、生殖器疱疹、软下疳、性病性淋巴肉芽肿8种疾病。2013年1月1日起执行的《性病防治管理办法》规定的需要监测的我国常见性病包括梅毒、淋病、艾滋病、生殖道沙眼衣原体感染、尖锐湿疣和生殖器疱疹，而软下疳和性病性淋巴肉芽肿则非常少见。

（杨建文）

问题2　除了性接触，还可通过哪些途径感染性病？

顾名思义，性病是以性接触为主要传播途径的疾病，但它们也可以通过其他多种途径的接触而传播。

由于性观念的改变，性取向多元化，性行为的方式也变得多种多样，肛门/肛管内性接触和口交行为也成为性病传播的一条途径，特别是成为梅毒和艾滋病（包括HIV感染）、尖锐湿疣等性病的一条重要传播途径。

吸毒，特别是注射毒品时共用注射针头以及吸毒后性乱可能是梅毒、艾滋病（包括HIV感染）的另一条重要传播途径。输入被梅毒和（或）艾滋病（包括HIV感染）患者污染的血液及血液制品亦可被感染。

垂直传播（俗称胎传，又称母婴传播）也是性病传染的重要方式，如患梅毒或艾滋病（包括HIV感染）的孕妇在妊娠期病原体可以通过胎盘及脐静脉进入胎儿体内，引起胎儿在子宫内感染。新生儿还可以在分娩过程中通过产道感染淋球菌（淋病的病原体）和沙眼衣原体（非淋球菌性尿道/宫颈炎的主要病原体），造成新生儿淋球菌性结膜炎及沙眼衣原体性结膜炎，这种结膜炎如不及时发现和治疗，可导致角膜炎、角膜溃疡甚至失明，后果相当严重。新生儿经产道还可以感染尖锐湿疣的病原体——人乳头瘤病毒（human papilloma virus，HPV）及生殖器疱疹的病原体——单纯疱疹病毒（herpes simplex virus，HSV）等。

另外，也有个别患者经过其他间接途径感染性病，如与性病患者接吻，或接触被性病患者携带的病原体污染过的衣裤、毛巾、食品、牙刷、剃刀等引起感染，但这种情况较少见。

（杨建文）

问题3 为什么儿童也会得性病？

儿童罹患性病，与性病的传播途径密切相关。如前所述，孕妇患梅毒和（或）艾滋病（包括HIV感染）可以通过胎盘及脐静脉感染胎儿，生产时经过产道胎儿还可以感染淋球菌和（或）沙眼衣原体，也可以感染HPV和HSV。因此，妇女在妊娠前后应该积极筛查相关的性病并给予相关的治疗及处理，尽量避免将各种性病传染给胎儿和新生儿，新生儿所患的各种性病，基本上都和母亲的感染密切相关。

通过使用消毒不严的针头及注射器，输入未经筛查而被污染的血液及血液制品，也可使儿童感染梅毒和艾滋病（包括HIV感染）。国外曾报道患血友病儿童因输入含有HIV的血液制品而集体感染HIV。性虐待也是儿童患性病的原因之一，国外报道较多。国外儿童患淋病等性病都会高度怀疑曾受过性虐待。如发现儿童患性病，应仔细耐心询问，必要时主动报告相关部门。

另外，也有通过接触被性病患者携带的病原体污染的日常用品和清洁工具导致儿童感染的情况。

（杨建文）

问题4 性病对人体健康的危害有哪些？感染性病后会影响升学、就业以及性病患者能正常结婚、生育吗？性病疫情上报时会将患者情况通知单位和社区吗？

　　性病是一种以特殊方式传播的传染病，尽管多数性病能够得到有效治疗并治愈，但这类疾病对人们的身体和心理健康都有很大影响。除疾病本身对身体健康的危害外，有些患者可能由于社会压力及家庭压力造成其心理障碍及心理疾病，部分患者可因疾病的反复及不正规诊治，造成一定的经济负担。

　　性病不仅引起急性症状，如尿道/宫颈部位分泌物增多，尿痛，性接触过程疼痛，生殖器及肛周、肛管、口腔等部位的溃疡、水疱、赘生物，以及皮肤出现皮疹等外，亦可对健康造成长期影响，如男性患淋病和非淋球菌性尿道炎，可造成附睾睾丸炎、前列腺炎、精囊炎，严重者可造成输精管堵塞而不育。女性患淋病及非淋球菌性宫颈炎治疗不及时可造成盆腔炎、异位妊娠及不孕不育，也可通过产道感染胎儿，造成新生儿结膜炎甚至失明。

　　梅毒患者如果不能及时发现并给予正规治疗可能造成严重后果，晚期梅毒对身体的重要器官都有很大危害，包括皮肤、黏膜、骨关节、眼、内脏、心血管及神经系统等都可以受累。眼梅毒可以引起角膜炎、角膜浑浊、角膜穿孔甚至失明；心血管梅毒可以造成冠状动脉狭窄、主动脉瓣关闭不全甚至主动脉瘤；神经梅毒可以造成梅毒性脑膜炎、麻痹性痴呆等。以上这些都可造成不可逆性损害，严重影响器官功能，给患者带来不良后果，甚至危及患者生命。孕妇感染梅毒，可在妊娠的各个阶段通过胎盘及脐静脉传给胎儿，影响胎儿的所有器官，甚至导致流产、死胎、死产、早产、低体重儿及胎传梅毒（俗称先天梅毒）等多种不良妊娠结局。

艾滋病是由HIV感染所致的人体免疫系统损害相关性疾病。由于免疫功能受损及缺陷，容易发生多种机会性感染和肿瘤。所谓机会性感染就是说人体中或外界环境中一些非致病菌可以造成疾病，或者对致病菌的易患性增加所造成的感染，而这些感染对一个正常免疫功能的人一般不会造成疾病状态。这些感染的病原体包括病毒、细菌、真菌、寄生虫等，由于免疫系统被严重破坏，这种正常状态一般本身不致病的微生物、寄生虫侵入机体后可以发生致命性的机会感染，如肺孢子菌肺炎（PCP）等。同时这类人群由于免疫系统对肿瘤细胞发生的监视功能缺陷和清除功能缺陷，也极易发生各种恶性肿瘤，约有30万的艾滋病患者并发卡波西肉瘤（又称Kaposi肉瘤）。

尖锐湿疣患者如果不及时治疗也可出现局部组织坏死、感染甚至癌变。引起生殖器及肛门/肛管部位尖锐湿疣的HPV常见的有30多种，其中可引起宫颈癌、宫颈上皮肉瘤变和其他部位鳞状细胞癌的HPV被称为高危型HPV，高危型HPV的持续感染是女性宫颈癌发生、发展的主要原因。目前国家正在积极推动HPV

疫苗的预防接种。临床上有男性阴茎部位的尖锐湿疣皮损因未重视，不予积极治疗，最终发展为阴茎鳞状细胞癌的患者，给患者生活带来极大痛苦！

感染性病后，一般不会影响升学及就业，患者大多能够正常工作。例如，《艾滋病防治条例》明确规定"任何单位和个人不得歧视艾滋病病毒感染者、艾滋病病人及其家属"，且他们"享有的婚姻、就业、就医、入学等合法权益受法律保护"。但本着对他人、对社会负责的态度，托儿所、幼儿园及学校教师等工作不适宜在本人患性病后没有治愈的情况下来承担。医务人员包括医院内的保洁及护工等，由于其本身承担和患者健康相关的工作，有将性病传染给其他人的可能，故也不适宜在本人患性病后没有治愈的情况下来承担相关工作。因在日常工作中如果出现外伤或一些生活用品消毒不严格即有将性病传染给他人的可能，餐饮及一些服务行业从业人员，由于接触刀具和利器较多，外伤或其他情况导致血液等体液污染物品，会使同事及顾客增加传染的机会，这些行业对是否患有性病等传染病有一定要求。某些行业由于其工作的特殊性，对一些疾病也有要求，应按其规定拟行。

性病患者能够正常结婚、生育，但最好是在经过正规有效的治疗并检查明确健康后，在医生的指导下结婚、生育。性病患者在保护自己健康、主张自己权利的前提下应该对配偶及下一代的健康负责。如果患病后没有治愈，结婚后可传染给其配偶，女性患者妊娠后对胎儿也有影响，造成死胎、畸形、流产或新生儿患病。2021年1月1日开始实施的《中华人民共和国民法典》在禁止结婚的情形中，已经排除了"患有医学上认为不应当结婚的疾病"的规定，并规定患者一方有如实告知义务，既保障了患者的结婚权利，又体现了对男女双方婚姻自主权的尊重。性病患者应该在结婚前和准备妊娠时，去医院检查，在明确性病已经治愈的情况下结婚、生育。

患了性病后不会通知单位和社区。这个属于患者的个人隐私，医院和疾病预防控制中心都会为患者保密，医生也会尊重患者的隐私权。

《中华人民共和国执业医师法》明确规定，泄露患者隐私，造成严重后果的，由县级以上人民政府卫生行政部门给予严重警告或者责令暂行6个月以上1年以下执业活动；情节严重的，吊销其执业证书；构成犯罪的，依法追究刑事责任。医生根据《中华人民共和国传染病防治法》及性病防治相关管理办法填报传染病报告卡上报国家相关疾病预防控制部门，国家有关部门根据掌握的性病流行状况及流行趋势，制订相应的防治规划和积极有效的控制策略及防治措施，有效控制传染源，保护人民群众的身体健康，特别是保障妇女、儿童的身体健康，提高身体素质，减少国家及人民群众的疾病负担，降低性病导致的个人、家庭及社会的经济损失，从而保证家庭安定、社会稳定，保障国家现代化建设和国民经济及社会发展。

（杨建文）

问题5　我得了性病，医生说我抵抗力下降，请告诉我怎么提高抵抗力，可以吃点儿什么补药吗？

所谓抵抗力，是指在中枢神经系统的控制下，人体的各个系统分工合作，密切配合，保证人体生命活动的正常进行。其中免疫系统是一个非常重要的组成部分。免疫力是人体自身重要的防御机制，是人体识别和消除外来侵入的任何异物（比如病毒、细菌等），处理衰老、损伤、死亡、变性的自身细胞以及识别和处理体内突变细胞和病毒感染细胞的能力。如果人的免疫力下降，自身细胞对病毒等病原体的抵抗力就会下降，这些病原体就会乘虚而入，人就可能感染性病。

目前市面上能够调节和增强机体抵抗力的药物包括中药及西药两大类，中药包括人参、党参、黄芪、当归、女贞子、灵芝、香菇素等，西药包括免疫球蛋白、干扰素、胸腺素及转移因子等，对调节和增强抵抗力有一定作用；但应遵医嘱，不可随便乱用。

保持良好的心态，坚持体育锻炼，养成良好的饮食及作息习惯，不熬夜，保证足够的睡眠时间，戒烟戒酒，尽量避免食用辛辣、刺激食物，多吃富含蛋白质的食物，多吃新鲜蔬菜和水果补充维生素、矿物质及膳食纤维，对调节及增强抵抗力有一定作用。

（杨建文）

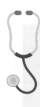

参考文献

[1]徐文严.性传播疾病的临床管理[M].北京:科学出版
社,2001.

[2]张学军.皮肤性病学[M].6版.北京:人民卫生出版
社,2004.

[3]王千秋,张国成.性传播疾病临床诊疗指南[M].上海:
上海科学技术出版社,2007.

[4]中国疾病预防控制中心性病控制中心,中华医学会
皮肤性病学分会性病学组,中国医师协会皮肤科医
师分会性病亚专业委员会.梅毒、淋病和生殖道沙
眼衣原体感染诊疗指南(2020年)[J].中华皮肤科杂
志,2020,53(3):168-179.

[5]中华医学会皮肤性病学分会,中国医师协会皮肤科医
师分会,中国康复医学会皮肤性病委员会.中国尖锐
湿疣临床诊疗指南(2021完整版)[J].中国皮肤性病学
杂志,2021,35(4):359-374.

螺旋体感染——梅毒

问题6　什么是梅毒？

梅毒是由梅毒螺旋体（Treponema pallidum，TP，又称苍白密螺旋体）感染所引起的一种慢性经典的性病。一方面，梅毒螺旋体几乎可侵犯全身各个器官与系统，并产生多种多样的临床症状和体征，还可损害人体器官功能，造成相应器官或系统功能障碍；另一方面，梅毒也可能很多年完全没有临床表现，而呈现为潜伏状态。但是后一种状态在流行病学意义上是危险的和重要的。此类患者没有相应临床表现，一般不会主动就医治疗清除梅毒螺旋体，造成此类患者更易向高危人群或普通人群传播梅毒螺旋体，使疾病扩散，因此此类患者在疾病的传播中扮演了重要而又不利于疫情控制的角色。

关于梅毒螺旋体，其在1905年由国外科学家Schaudinn和Hoffmann共同发现，是一种小而纤细的螺旋状微生物。梅毒螺旋体形体细长且两端尖直，长度为5～20微米，平均长度为6～10微米，粗细小于0.2微米，整体具有6～12个致密且规则的螺旋，因其透明不易被常规染色剂染色，所以又称苍白密螺旋体。电镜下发现梅毒螺旋体结构复杂，其基本结构是一种原生质的圆柱体，被两层膜结构所围绕；从外向内分为外膜（主要由蛋白质、糖类及类脂成分组成）、轴丝（主要由蛋白质构成）以及圆柱形菌体（主要包括细胞壁、细胞膜及胞质内容物等）。轴丝中的轴纤维参与了维持梅毒螺旋体的弹性，使其拥有屈曲和收缩的功能。梅毒螺旋体有与其他病原体不同、固有的生长发育周期，主要分为颗粒期、球形体期及螺旋体期，平均约每隔30个小时繁殖一代。该发育周期与其所致疾病周期、潜伏发作及慢性病程有关。梅毒螺旋体相关抗原成分分为三大类：①梅毒螺旋体表面特异性抗原；②螺旋体内类属抗原，该抗原与非致病性螺旋体有交叉反应；③梅毒螺旋体与宿主组织磷脂结合后形成的复合抗原。

梅毒螺旋体显微镜下的特征（刚果红染色，如图1）：①螺旋结构整齐，固定不变；②折光性强，较其他螺旋体明亮；③螺旋体行动缓慢、规律，在围绕其长轴旋转中前后移动，伸缩其圈间距离移动，整体如蛇行。

梅毒螺旋体须在活体内方能生长繁殖，尚不能采用人工培养基进行接种培养和传代，因此限制了对梅毒螺旋体的研究。

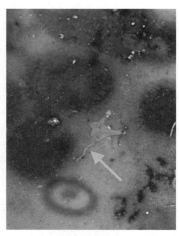

图1　梅毒螺旋体显微镜下的特征
（王有为供图）

梅毒螺旋体在体外生存能力较差，不易存活。梅毒螺旋体对干燥及高温特别敏感，离开宿主活体在干燥环境1~2小时死亡，41~42摄氏度时也可在1~2小时死亡。梅毒螺旋体对化学消毒剂敏感，肥皂水以及一般消毒剂如氯化汞、苯酚、75%乙醇等很容易将其杀灭。例如，1%~2%苯酚可在数分钟内将梅毒螺旋体杀灭。但需要注意的是，梅毒螺旋体对低温相对不敏感。在低温（-78摄氏度）条件下，梅毒螺旋体仍可保存数年，并能维持其形态、活力、毒性及感染能力。血液中的梅毒螺旋体在4摄氏度温度下须放置至少3天才死亡。

关于疾病的起源，穷源溯流，梅毒属于"舶来病"。有西方学者认为，15世纪以前的欧洲并无梅毒，梅毒先经美洲传播到欧洲，再传到亚洲。通过当时的商业往来，梅毒也逐渐进入了我国。由于梅毒对人体危害极大，加之在青霉素等有效药物出现之前，对梅毒的控制手段有限，各国对梅毒的流行均采取严格控制的措施。然而梅毒的流行与社会因素密切相关。中华人民共和国成立前我国梅毒的流行很严重，通过党和政府的努力，中华人民共和国成立后我国基本消灭了性病，也包括梅毒在内。但20世纪80年代以来，随着对外交流和旅游事业的蓬勃发展，国内外人员交流、接触的机会日益增多，梅毒的发病率也逐渐增加。既往我国梅毒患者以具有皮损的一期梅毒和二期梅毒等早期梅毒患者居多。但就目前而言，我国梅毒患者以没有临床症状和临床体征的潜伏状态的梅毒（即隐性梅毒，又称潜伏梅毒）患者居多。

如前述，这给梅毒流行、疫情的整体控制带来了不利的影响，因此，加强本病各类高危人群以及普通人群的梅毒筛查，及时发现患者，及早规范化治疗，显得尤为重要。我国也制订了控制梅毒的中长期计划，来应对目前的梅毒疫情，减少对国民身体健康的损害和影响。在我国，梅毒是《中华人民共和国传染病防治法》中被列为乙类防治管理的传染病病种之一。

（杨戈）

问题7　梅毒螺旋体只会引起皮肤、黏膜感染吗？

梅毒患者大部分首次就诊于皮肤科或皮肤性病科，需要完善梅毒筛查和复查的患者也是在皮肤科或皮肤性病科就诊，甚至其他科室发现的梅毒患者也是需要请皮肤科或皮肤性病科专科医生会诊完善对梅毒诊治的协作，那么梅毒螺旋体进入人体后是否只会引起皮肤、黏膜的感染呢？

要想知道这一问题的答案，我们还需要再次简单回顾一下梅毒螺旋体进入人体后的一般病程（一般病程是指未经治疗的梅毒患者的自然过程）。当然，由于患者感染途径不同、身体的强弱、免疫水平的高低以及治疗的不同，均可使每个患者的病程不尽相同。一般而言，在接触梅毒螺旋体后，梅毒螺旋体通过破损的皮肤、黏膜进入患者局部组织内。一方面，梅毒螺旋体在局部皮肤、黏膜下大量繁殖，破坏感染组织，进而形成硬下疳（即一期梅毒皮损）；另一方面，在经过一定潜伏期，新增殖的梅毒螺旋体可沿着侵入部位的淋巴管组织，到达局部淋巴结，再通过淋巴结进入血液，形成梅毒螺旋体血症，扩散到全身，使几乎所有的组织器官受到梅毒螺旋体的感染。从上述过程我们可以看出，与其他传染病不同，梅毒螺旋体不仅要影响侵入部位的皮肤、黏膜组织引起硬下疳，还可以影响局部淋巴结，引起淋巴结肿大，甚至引起梅毒螺旋体血症，使梅毒螺旋体播散至全身多个器官或系统引起相应疾病损害。

不仅如此，梅毒螺旋体进入人体后，相应免疫力的建立也与其他疾病不同，这引起梅毒对组织、器官损害特点也与其他传染病不同。梅毒感染早期，患者保护性免疫力缺失，使梅毒螺旋体大量繁殖，疾病的传染性强，但对组织、器官破坏力却弱，均是可逆性损害，主要引起皮肤、黏膜、淋巴结、骨骼、眼部以及神经系统等损害，一般不影响器官、系统功能；感染后期，随着保护性免疫力逐渐建立，梅毒螺旋体繁殖逐渐减少，疾病传染性逐渐减弱，甚至消失，但对组织、器官破坏力却强，多数为不可逆损害，可主要引起皮肤、黏膜、骨关节、眼部、神经系统、心血管系统等多器官、多系统损害，严重影响器官、系统功能，甚至危及患者生命。

专家总结

　　梅毒是一种不仅会损害皮肤、黏膜，还可能损害患者心血管、神经、骨关节、呼吸道、消化道、肝脏等多个器官或系统的慢性性病。

（杨戈）

问题8　罹患梅毒会影响优生优育吗？

　　从梅毒螺旋体侵入人体的过程，我们可以看出：梅毒螺旋体的感染，不仅会引起患者皮肤、黏膜的损害，还可能引起神经系统、心血管系统、消化系统、骨关节系统等多个器官系统的损害，甚至导致器官功能障碍并危及生命。从这个层面来讲，梅毒螺旋体对人体的危害是比较大的。那么罹患梅毒到底会不会影响人群的优生优育呢？

　　优生优育实际上包括优生与优育两个方面。优生的概念最早起源于英国，主要意思为"健康遗传"，旨在研究如何通过有效手段来降低胎儿和（或）新生儿出生缺陷的发生率。从现代来讲，优生已经是现代婚姻和家庭最重要的问题之一。优生已经成为一门利用遗传学原理，来保证子代有正常生存能力的科学。简而言之，优生就是让每个家庭都拥有健康的孩子，尽可能降低出生缺陷的发生率；优育就是让每个出生的孩子都可以受到良好的教育。优生优育的措施包括禁止近亲结婚、提倡遗传咨询和产前诊断等。

据上，我们可以看出，优生优育包括以下几个需要关注的因素：社会环境–生物因素、家庭与婚姻因素、父母本身健康状态以及胎儿和（或）新生儿的健康状态（包括基因、身体状态与疾病）等。

那么梅毒螺旋体的感染对以上因素到底都有哪些影响呢？让我们来逐一剖析。第一，从社会环境–生物因素上讲，梅毒的发病率增加，尤其是没有临床表现的潜伏梅毒患者增多，可能使梅毒螺旋体更易从性病的高危人群向普通人群传播，严重影响患者身体健康、生活与学习以及生活质量，这将对即将步入婚姻殿堂以及适婚生育年龄段的夫妇造成健康和经济负担，从而影响优生优育。第二，梅毒属于性病，夫妻一方的感染，一方面可能传染给另一方，另一方面还可能因为罹患梅毒而影响夫妻间的家庭幸福和婚姻幸福，对优生优育产生不良影响。第三，梅毒螺旋体本身就可以使患者的身体健康状态遭到破坏，进而对适婚生育年龄段夫妇的生育能力造成潜在影响；而且梅毒患者即使在规范治疗后仍需长期随访，在治疗和随访期间也需要尽量避免不安全的性行为，以避免交叉感染。上述两方面因素也会影响优生优育。第四，有研究表明，未经治疗的梅毒孕妇在妊娠6~7周，梅毒螺旋体即可通过胎盘使胎儿发生宫内感染。不仅如此，由于胎盘组织拥有丰富的血管组织，当孕妇感染梅毒螺旋体后，梅毒螺旋体还可能严重影响胎盘功能。因此，一方面胎盘成为母体传播梅毒螺旋体给宫内胎儿的"桥梁"，造成胎儿罹患梅毒，使其器官及系统发育不良；另一方面梅毒螺旋体破坏胎盘功能，可能严重影响母体对胎儿的供血、供氧以及废物的代谢，进一步加重胎儿器官及系统发育不良，甚至引起死产、流产、早产、胎儿畸形、胎传梅毒等，严重影响和破坏胎儿和（或）新生儿的健康状态，从而在胎儿和（或）新生儿层面影响优生优育！

专家总结

　　我们可以看出，无论是夫妻一方还是双方罹患梅毒都可能影响优生优育。尽管如此，梅毒仍可防、可治！若梅毒患者能积极配合专科医生指导下的规范化诊断、治疗及随访，在疾病得到良好控制后，仍能正常结婚、生育。

（杨戈）

问题9 梅毒可以通过哪些途径传播？哪些类型的梅毒皮损传染性比较强？梅毒传染性的强弱与患梅毒时间的长短有关吗？

1. 梅毒的传播途径

梅毒患者是梅毒的唯一传染源，目前尚未发现梅毒螺旋体可以通过其他动物传播给人类。梅毒患者的皮损（特别是一期梅毒的硬下疳皮损和二期梅毒的皮肤、黏膜损害）以及患者的精液、阴道分泌物、血液等体液中均含有较多梅毒螺旋体，传染性较强，但随着病程时间的延长，梅毒患者的传染性逐渐减弱。梅毒常见的传播途径如下：

（1）性接触传播

既然梅毒属于性病，当然性接触传播为梅毒的主要传播途径。绝大多数患者通过性接触途径感染梅毒螺旋体。如前述，未经正规治疗的梅毒患者在感染后1～2年传染性最强。在此病程中的梅毒患者由于其针对梅毒螺旋体的保护性免疫力并未完全建立，梅毒螺旋体在体内大量繁殖，使患者皮肤、黏膜表面存在较多的梅毒螺旋体。在性接触过程中，由于存在摩擦，接触部位的皮肤、黏膜容易出现破损，而且性接触过程中有体液的分泌，那么患者皮肤、黏膜表面的或体液中的梅毒螺旋体即可通过这些破损在性接触过程中感染对方，即便某些破损是轻微的。随着患者病程的延长，针对梅毒螺旋体的保护性免疫力逐渐建立，梅毒螺旋体繁殖明显减少，患者的传染性亦随之逐渐减小，至感染后2年，未经治疗的梅毒患者通过性接触这一途径已经几乎无传染性。

（2）母婴传播

患梅毒的孕妇，梅毒螺旋体可由母体经胎盘传播给胎儿，引起胎儿宫内感染。有研究表明，在妊娠6～7周，这一传染过程即可发生。未经正规治疗的女性患者，若病程已经大于2年，虽然经过性接触途径已经无传染性，但在妊娠时仍然可以通过胎盘传染给胎儿，亦是病程越长，传染性越小。梅毒螺旋体还可破坏胎盘功能，感染胎儿后可影响其生长发育，故梅毒的母婴传播可引起多种不良妊娠结局，如流产、死产、早产、胎儿畸形或胎传梅毒，严重影响胎儿及新生儿的优生优育。此外，在分娩过程中，胎儿通过产道时也可在擦伤处发生接触性感染。

（3）血液传播

梅毒患者的血液具有传染性，通过输血或共用被梅毒患者血液污染的针头可引起梅毒的传播。一般而言，通过输血途径感染的患者不出现一期梅毒损害，而是直接发生二期梅毒的相关损害。

（4）其他传播途径

如前述，梅毒螺旋体在体外生存能力较差，其他间接途径感染机会较小。少数患者可经接吻或接触被梅毒螺旋体污染的衣物、用具等感染。

2.不同类型梅毒皮损传染性的强弱

不同传染病的传染性强弱不等，甚至同一疾病的不同阶段其传染性亦可能不同。下面我们来看看哪些类型的梅毒皮损传染性比较强。

由于梅毒螺旋体须在活体内才能生长繁殖，因此，感染梅毒的患者是梅毒的唯一传染源。要明白梅毒不同皮损传染性的强弱差别，首先需要了解梅毒螺旋体进入人体的一般过程。在患者接触梅毒螺旋体后，梅毒螺旋体通过破损的皮肤、黏膜进入人体组织内。一方面，梅毒螺旋体在局部皮肤、黏膜下大量繁殖，并诱发局部组织及血管炎症，破坏感染组织，进而在局部出现无痛性硬结及溃疡，即所谓硬下疳（该皮损属于一期梅毒），其溃疡渗出物含有大量新增殖的梅毒螺旋体，传染性极强。另一方面，在出现硬下疳后，新增殖的梅毒螺旋体很快沿着侵入部位的淋巴管组织，到达局部淋巴结（如腹股沟淋巴结等），再通过淋巴结中相应脉管组织进入血液扩散到全身，使几乎所有的组织器官受到梅毒螺旋体的侵入和感染。此时，患者即可出现低热、浅表淋巴结肿大、皮肤和黏膜损害（即各种各样的皮损）、骨膜炎、眼部损害及神经系统损害等（该阶段属于二期梅毒）。二期梅毒患者的皮肤、黏膜损害表面的梅毒螺旋体很多，因此传染性亦很强。随着病程的进展，如未及时、有效、规范治疗，部分患者进入潜伏状态或复发状态，极少数患者逐渐进入晚期梅毒状态，随着时间的推移，梅毒的传染性逐渐减弱。

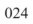

专家总结

我们可以看出，在梅毒的一般病程中，一期梅毒的硬下疳，因其渗出液含有大量新增殖的梅毒螺旋体，传染性最强；其次是二期梅毒的各种皮肤和黏膜的损害，因其表面含有较多梅毒螺旋体，也有较强的传染性，包括皮肤上斑疹、斑丘疹、丘疹、脓疱疹、肛周及外生殖器部位的扁平湿疣、梅毒性白斑以及黏膜部位的损害等（详见二期梅毒临床表现）。

3. 梅毒传染性与患梅毒时间长短的关系

传染病的传染性强弱不仅与不同病种的病原体本身的传染性和毒力强弱有关，还可能与同一疾病的不同发展阶段、患者本人的免疫力、治疗药物等因素有关。

下面我们来看一下梅毒感染者患梅毒时间的长短与梅毒传染性的关系。根据研究发现，在人类，梅毒的半数感染量（即ID50，指在规定时间内，使一定体重或年龄的特定物种半数感染所需的最小病原体数量）约为50条梅毒螺旋体。对于大多数传染病而言，随着患者体内针对该病免疫力的逐渐建立，临床症状逐渐消退，传染性逐渐消失，且大部分传染病病程不长，与患者早期有效保护性免疫力的建立密切相关。而梅毒则与之不同，由于梅毒螺旋体抗原浓度偏低或免疫原性偏弱等原因，感染早期产生的抗体不具有保护性，因此，据以上对未经治疗的梅毒患者一般病程的描述，我们可以看出：感染早期（一般指病程2年以内的梅毒患者），由于梅毒螺旋体感染者免疫系统未产生针对梅毒螺旋体的保护性免疫力，导致梅毒螺旋体在接触部位及体内大量繁殖，使得梅毒患者早期的皮损（包括一期梅毒的硬下疳皮损及二期梅毒的皮肤、黏膜损害等）、血液、体液等具有较强的传染性。随着病程的逐渐累加，经过梅毒螺旋体与梅毒患者免疫系统大量接触和反复免疫刺激后，梅毒患者体内逐渐产生针对梅毒螺旋体的保护性免疫应答，使体内梅毒螺旋体繁殖逐渐减少，从而使梅毒患者的传染性逐渐减弱。一般病程超过4年的梅毒患者几乎无传染性。

不同人群及不同传播途径的梅毒传染性亦有差别。未经治疗的梅毒患者通过性接触途径传播给他人的传染性在其感染后1～2年最强，病程超过2年，通过性接触一般无传染性；未经治疗的患梅毒的孕妇在妊娠6～7周，梅毒螺旋体即可通过胎盘使胎儿发生宫内感染，病期越长，传染性越弱。

专家总结

　　未经治疗的早期梅毒（病程2年内的梅毒患者）有较强传染性，晚期梅毒（病程超过4年的患者）几乎无传染性，随着病程的延长和患者体内保护性免疫力的建立，梅毒的传染性逐渐减弱。

（杨戈）

 问题10　什么人容易得梅毒？

　　在明确和了解梅毒的感染和传播途径之后，下面我们来看一下到底有哪些人群是罹患梅毒的高危人群和易感人群。

1. 从性接触传播而言

　　若该人群存在性伴侣不固定，或存在多个性伴侣接触史，或吸毒后性乱史，或存在婚外性行为史，或曾经接触的性伴侣患有梅毒，或性接触时未采取保护措施（如未正确及规范使用安全套），或性接触部位及性接触方式特殊，更易出现接触局部皮肤、黏膜的破损者（如肛门及肛管内性接触，尤其是上述性接触方式的被动方），或在性接触过程中发生明显的体液交换者（这些体液包括精液、阴道分泌物、泌尿和生殖道的其他分泌物、血液等）等感染梅毒的高危因素，即是通过性接触传播感染梅毒的高危人群和易感人群。这类人群目前是罹患梅毒最主要的高危人群和易感人群。一般而言，性接触的主动方患有梅毒传染给被动方的概率要大于性接触的被动方患有梅毒传染给主动方的概率。因此，这类传播途径以性接触中的被动方更加危险，罹患梅毒的概率更高，特别是某些特殊性接触方式。

2. 从母婴传播而言

若新生儿的生母为梅毒患者，尤其是未经规范化治疗的梅毒孕产妇，是胎儿和（或）新生儿感染梅毒的高危因素，这类胎儿和（或）新生儿更易罹患胎传梅毒。

3. 从血液传播而言

若该人群存在吸毒史，尤其是公用针头史，或输注未经灭活的含有梅毒螺旋体的血液制品，或被梅毒患者血液和（或）体液污染的器具损伤史等感染梅毒的高危因素，即是通过血液传播感染梅毒的高危人群和易感人群。

4. 从其他传播途径而言

若经常接触被梅毒患者污染的日常用品（如梅毒患者的衣服、毛巾、餐具、剃刀以及烟嘴等患者的密切接触物），也存在感染梅毒的风险，可能成为梅毒易感人群和高危人群。医务人员若接触梅毒患者或含有未被灭活的梅毒螺旋体的标本时也可能被感染，因此，此类医务人员也可能成为梅毒感染的易感人群和高危人群。

（杨戈）

问题11 妊娠期梅毒患者的新生儿需要筛查梅毒吗？

　　未经正规治疗的梅毒妇女，在妊娠6～7周时，患者体内的梅毒螺旋体即可通过胎盘传播给胎儿，引起胎儿的宫内感染，甚至破坏胎盘功能引起胎儿早产、死产、流产、胎儿畸形等一系列不良和严重的妊娠结局。因此，孕妇罹患梅毒对妊娠及新生儿的影响是巨大的！所以，从对新生儿的健康分娩及健康成长这方面而言，患梅毒的妇女所生的新生儿都需要且有必要常规进行梅毒筛查。

　　那么有人一定会问，如果罹患梅毒的孕妇在妊娠期间已经进行严格规范的驱梅治疗或规范化的梅毒母婴阻断治疗，这种情况下，其分娩的新生儿是否也需要进行常规梅毒筛查呢？答案是肯定的！这又是为什么呢？首先，我们要明确梅毒是如何来判定治疗效果的。就目前而言，梅毒尚不能在体外人工环境中培养，需要通过抽血定期完善相关抗体检测，并对比其滴度的前后变化，结合患者的临床体征变化，综合判断梅毒治疗效果，一般需要2～3年。但妇女从妊娠至分娩，显然未达上述复查时间，因此，在尚不能完全判断妊娠期梅毒患者是否治愈的情况下，对其所分娩的新生儿是有必要常规进行梅毒筛查的，何况梅毒螺旋体在妊娠6～7周就可以引起胎儿的宫内感染。其次，目前所采用的用于检测和评估是否感染梅毒和梅毒疗效的相关抗体类型多为免疫球蛋白G（即IgG），该类免疫球蛋白本身即可透过胎盘由母体传递给胎儿或新生儿，并且该类抗体并非梅毒的保护性抗体。因此，新生儿出生时即可能携带由母体传递给其的涉及检测是否感染梅毒和评估梅毒疗效的相关抗体。在这种情况下，更有必要对患梅毒的妇女所生的新生儿进行梅毒筛查，而且是定期复查，以便评估这类免疫球蛋白在新生儿体内的浓度变化趋势，以此来判断新生儿是否罹患梅毒。

专家总结

　　无论是从新生儿健康分娩和优生优育方面，还是从梅毒评估疗效的特殊性方面而言，均需对妊娠期梅毒患者的新生儿进行常规、定期的梅毒筛查，及时发现宫内感染，及时治疗，减少对新生儿的影响。一般新生儿需要每月抽血复查，部分需要复查至18月龄。

（杨戈）

问题12	没有临床表现的人如何判断是否患有梅毒？为什么梅毒和HIV筛查需要同时进行？梅毒患者的性伴侣应该如何正确对待呢？

1. 没有临床表现的人如何判断是否患有梅毒？

出现与梅毒相关的临床表现者，应积极到正规医院皮肤科或皮肤性病科就诊抽血完善梅毒抗体检测等以查明是否感染。那么如果没有出现梅毒相关的临床表现应该如何判断是否患有梅毒呢？下面将从梅毒的不同易感人群分别阐述应该如何正确筛查和及时发现罹患梅毒。目前常用的梅毒筛查检测手段包括：①用于一般筛查的梅毒抗体筛查（TP-Ab）；②皮肤科或皮肤性病科专科使用的诊断梅毒和评估疗效的实验室检测。后者包括梅毒螺旋体特异性试验（包括TPPA或TPHA等）和非梅毒螺旋体特异性试验[RPR或TRUST或VDRL]两大类。其中，VDRL主要用于有条件开展的脑脊液检查。尚可完善患者皮损或分泌物梅毒螺旋体暗视野显微镜检查，但该检查阳性率较低。部分患者尚需完善脑脊液相关筛查。

（1）没有高危行为和接触史的普通人群

目前梅毒以潜伏梅毒患者居多，没有临床表现，但仍有传染性。因此，如果近期没有高危行为及接触史的普通人群，若在健康体检、出国体检、婚前医学检查（简称婚检）、孕前检查、术前检查、输血前检查等中发现梅毒抗体筛查异常时，应积极至皮肤科或皮肤性病科门诊完善上述梅毒抗体检测进一步确诊。

（2）近期有高危行为及接触史者

该人群包括性伴侣不固定者、多个性伴侣接触者、吸毒后性乱者、婚外性行为者、性接触时未采取保护措施者、性接触部位及性接触方式特殊者、性接触过程中发生明显的体液交换者以及使用公用针头吸毒者等。若有与梅毒相关的临床症状和体征者，需及时到正规医院皮肤科或皮肤性病科就诊抽血完善梅毒抗体检测进一步确诊。若没有临床症状和体征者，应在高危行为或接触史后约2月及时主动地进行梅毒抗体筛查进一步明确有无梅毒感染。不论有无梅毒相关的临床症状和体征，并且在等待检验结果期间应避免再次与他人发性行为。部分高危人群（如同性性接触人群）建议定期进行梅毒和HIV筛查（如每3～6月进行1次筛查）。

（3）配偶及其他性伴侣患梅毒者

梅毒属于性病，配偶及其他性伴侣患梅毒者应积极主动完善梅毒血清学试验筛查。部分患者在感染的极早期，梅毒血清学试验筛查可能为阴性，可在与患病的配偶及其他性伴侣进行最近一次性接触后2～3月进行复查。

（4）妊娠期梅毒患者所生新生儿

患梅毒妇女所生新生儿均应积极完善新生儿梅毒血清学试验筛查，由皮肤科或皮肤性病科医生进行相关临床诊断。新生儿需要每月抽血复查，部分需要复查至18月龄。若TRUST或RPR或VDRL滴度在新生儿体内的浓度在出生时即超过母体滴度的4倍，或超过一定时间仍持续不降低，甚至滴度升高或由阴转阳，均需要判断新生儿是否可能存在宫内感染，建议驱梅治疗。有条件者尚可完善新生儿19s-IgM梅毒抗体筛查，以尽快判定是否伴有宫内感染。

（5）HIV感染者/艾滋病患者

应同时进行梅毒血清学试验筛查，早期发现有无合并感染。

2. 那为什么梅毒和HIV筛查需要同时进行？

梅毒是梅毒螺旋体感染引起的性病，艾滋病是由HIV感染引起的获得性免疫缺陷综合征，看起来毫不相干的两个疾病有必要同时筛查吗？要了解这个问题的答案，我们需要先了解一下两个病种的共性。

第一，从疾病感染的高危人群而言，梅毒和艾滋病（包括HIV感染）均属于性病，两者具有共同的高危人群，包括：性伴侣不固定者、多个性伴侣接触者、吸毒后性乱者、婚外性行为者、性接触时未采取保护措施者、性接触部位及性接触方式特殊者、性接触过程中发生明显的体液交换者以及吸毒使用公用针头者等。第二，从疾病传播途径而言，两种疾病的传播途径都是相同的，均主要包括性接触传播、母婴传播和血液传播，因此相同的高危人群在发生相同的高危行为时可能同时感染梅毒螺旋体和HIV。第三，从疾病对人群的危害性而言，不论是梅毒的罹患还是HIV的感染，都将对感染者个人、家庭乃至社会造成影响，这是不言而喻的，尤其是对感染者个人的健康危害是巨大的。第四，从疾病的诊断而言，两种疾病在诊断方面都是以抽血后实验室检测为主，梅毒主要是筛查相关抗体[如梅毒螺旋体明胶凝集试验（TPPA）或梅毒螺旋体血凝试验（TPHA），以及快速血浆反应素环状卡片试验（RPR）或甲苯胺红不加热血清试验（TRUST）或性病研究实验室试验（VDRL）]，HIV感染则是首先完成相关抗体的初筛（如目前HIV感染的第四代检测——检测P24抗原的抗体），若初筛试验结果异常，再完善相关抗原或核酸筛查进一步确诊。因此，两者的实验室筛查对疾病的及早发现显得尤为重要。第五，从两种疾病早期的临床表现而言，两者在疾病早期均可没有特异性临床表现，但均具有较强传染性，因此，同时进行实验室筛查有利于疾病的及早发现和及早干预，以避免病原体向普通人群播散。第六，从疾病的相互影响而言，梅毒和HIV感染可相互促进、相互影响。罹患梅毒，尤其是伴有溃疡皮损的梅毒患者，由于局部组织和免疫靶细胞的暴露更易感染HIV，在感染HIV后，由于免疫系统逐渐被HIV破坏，使梅毒疾病进程加快，更易出现三期梅毒损害，影响患者器官及系统功能，甚至危及患者生命；HIV感染的个体，由于抵抗力降低，对梅毒的易感性可能增加，若同时再感染梅毒螺旋体，那么后者作为病原体可能刺激HIV大量合成，加快HIV病程，可能严重影响患者寿命和生活质量。因此，及早发现疾病的存在，尤其是共同感染的存在显得尤为重要！

专家总结

　　梅毒和HIV感染在疾病感染高危人群、疾病传播途径、危害性、疾病诊断、早期临床表现、疾病相互影响等诸多方面具有相似性，对社会公共卫生影响巨大。因此，我国相关诊疗指南均推荐梅毒及HIV同时筛查，以便及早发现、及时干预，减少疾病传染性，阻断疾病向普通人群扩散。

3. 梅毒患者的性伴侣应该如何正确对待？

　　根据目前梅毒的相关诊疗指南建议：梅毒患者一定时间内的所有性伴侣都应通知到，以便进行相应的梅毒血清学实验室检查，若有异常则需进行驱梅治疗。对于有硬下疳皮损（多数表现为外生殖器部位溃疡）的梅毒患者（即一期梅毒患者）应该通知其近3个月内的所有性伴侣；对出现全身或局限性皮肤、黏膜损害或其他器官损害且病程小于2年的梅毒患者（即二期梅毒患者）应通知其近6个月内的所有性伴侣；对没有任何临床表现的病程小于2年的梅毒患者（即早期潜伏梅毒患者）应通知其近1年内的所有性伴侣；对没有任何临床表现但病程大于2年的梅毒患者（即晚期潜伏梅毒患者）应通知其过去数年的所有性伴侣；对胎传梅毒患者应对其生母及后者的所有性伴侣进行检查。

如果梅毒患者性伴侣的梅毒血清学特异性和非特异性抗体检查均为阳性，应该立即开始驱梅治疗；如果为阴性，则建议在初次梅毒筛查4周后每月复查，连续3次，若上述梅毒血清学检查均转为阳性，仍需驱梅治疗。如果性伴侣不能保证之后的随访检查，建议立即进行预防性驱梅治疗。同样，当性伴侣无法立即做梅毒血清学检查时，也应进行预防性驱梅治疗，尽可能减少感染风险。如前述，早期梅毒患者（即病程小于2年者）的传染性强，因此，凡是在3个月内与早期梅毒患者有过性接触者，无论梅毒血清学检查结果如何，均建议考虑进行预防性驱梅治疗，治疗方案为苄星青霉素240万单位分两侧臀部肌内注射，共1次。

（杨戈）

问题13 梅毒患者如何进行临床分期？

梅毒螺旋体在进入人体后，可逐渐侵犯多个器官与系统，临床表现多种多样，且不同病程的梅毒对器官与系统的破坏力和传染性均有不同。因此，对不同梅毒患者，根据传播途径、病程、临床表现以及侵犯器官等的不同进行分期，有利于个体化治疗、评估疗效和随访。下面我们逐一根据上述不同标准来看看梅毒的分期。

第一，根据传播途径的不同，即是否通过母婴传播，分为获得性梅毒和胎传梅毒。

第二，根据患者病程的不同，以2年时间为界，获得性梅毒分为早期梅毒（即感染梅毒螺旋体的病程＜2年者）和晚期梅毒（即感染梅毒螺旋体的病程≥2年者，又称三期梅毒）；胎传梅毒分为早期胎传梅毒（即出生2年内发现的胎传梅毒）和晚期胎传梅毒（即出生2年后发现的胎传梅毒）。

第三，根据患者发现梅毒螺旋体感染时是否有临床表现以及侵犯器官不同，早期梅毒可分为一期梅毒（即患者有硬下疳皮损，伴或不伴有腹股沟淋巴结或皮损附近淋巴结肿大者）、二期梅毒（即患者有皮肤、黏膜损害，伴或不伴有全身浅表淋巴结肿大以及梅毒性骨关节、眼、神经系统及其他内脏损害等）和早期潜伏梅毒（即没有临床表现的早期梅毒患者）；晚期梅毒可分为晚期良性梅毒、心血管梅毒、晚期潜伏梅毒等。未经治疗的胎传梅毒患者，若无临床表现，梅毒血清学试验阳性，脑脊液检查正常，年龄＜2岁者为早期潜伏胎传梅毒，年龄≥2岁者为晚期潜伏胎传梅毒。对于病程不明的没有临床表现的潜伏梅毒，一般归于晚期潜伏梅毒。

第四，对部分人群而言，梅毒螺旋体在感染早期即可突破患者固有的免疫屏障如血脑屏障等进入神经系统，引起神经系统的梅毒病变，故神经梅毒在梅毒的早晚期均可发生。尚有部分神经梅毒患者就诊时没有神经系统症状和体征，称为无症状神经梅毒。

（杨戈）

问题14 一期梅毒、二期梅毒、三期梅毒及神经梅毒、胎传梅毒有哪些常见的临床表现？

1. 一期梅毒常见的临床表现

一期梅毒属于获得性梅毒中的早期梅毒。胎传梅毒中，除非是新生儿在分娩过程中通过产道于擦伤处接种梅毒螺旋体，否则一般不出现一期梅毒表现。一期梅毒患者在发病前多有不安全性行为、多个性伴侣或性伴侣感染梅毒史。

一期梅毒的临床表现主要是由于梅毒螺旋体在接种部位大量繁殖，诱发炎症反应，使局部组织和血管破坏，引起皮肤、黏膜损害和可能伴有局部淋巴结肿大。一期梅毒典型的皮肤、黏膜损害称为硬下疳。这是一类以溃疡形成为主要表现的皮肤、黏膜损害。硬下疳潜伏期一般为2~4周，多数为单发，也可形成"对吻性损害"，甚至形成多发性损害，后者相对少见。其发生部位通常在性行为直接接触部位，多见于外生殖器，发生于阴道、口唇、咽部、指缝（或趾缝）等其他非常见部位者易忽略和漏诊。皮损初起为粟粒大小高出皮面的小丘疹，之后逐渐发展成直径为1~2厘米的圆形或椭圆形浅表溃疡，部分患者炎症反应剧烈，亦可形成深在溃疡。

　　典型的硬下疳（如图2）的溃疡界限清楚、边缘略隆起，溃疡面相对平坦、清洁，一般无明显脓性分泌物；戴手套触之感皮损位置深在，有软骨样硬度（即正常成年人鼻尖部位硬度）。一般无明显疼痛或轻度触痛，继发细菌感染者可伴有明显触痛或伴有脓性分泌物。正因为该类皮损触之有此软骨样硬度，故称之为"硬"下疳，以区别由其他病原体感染引起的"烂软"溃疡，如由杜克雷嗜血杆菌引起的"软"下疳。少数患者可发生多发性硬下疳（如图3）。

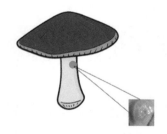 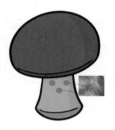

图2　一期梅毒：典型硬下疳（阴茎部位）概念图（王有为供图）　　图3　一期梅毒：多发性硬下疳（阴茎部位）概念图（陈学军供图）

　　硬下疳皮损表面有大量梅毒螺旋体，传染性强。一期梅毒患者若未及时治疗，硬下疳皮损于3～6周可逐渐自行愈合。部分一期梅毒患者还可出现腹股沟或皮损附近的淋巴结肿大，即老百姓所说的局部起"羊子""核子"等。硬下疳相关的淋巴结肿大多数为单侧（与皮损同侧），亦可为双侧，一般没有疼痛不适，亦不化脓破溃，表面皮肤无红、肿、热等不适，但可伴有轻度压痛。上述肿大淋巴结在驱梅治疗后数周内可自行消退，消退所需时间可能长于皮损消退所需时间。

在实验室检测方面，皮损处取材查梅毒螺旋体暗视野显微镜检查、镀银染色检查或核酸扩增试验可有阳性表现，但一般镜检阳性率不高。患者抽血完善非梅毒螺旋体血清学试验（如TRUST或RPR或VDRL等）阳性，如感染不足6周者，该试验可为阴性，阴性者应于感染6周后再次复查；查梅毒螺旋体血清学试验（如TPPA或TPHA等）阳性，如感染不足4周者，该试验亦可为阴性，阴性者应于感染4周后再次复查。

2. 二期梅毒常见的临床表现

二期梅毒亦属于获得性梅毒中的早期梅毒。通过血液传播感染梅毒螺旋体者，一般无一期梅毒皮损，可直接表现为二期梅毒改变。该类患者在起病前多有不安全性行为、多个性伴侣或性伴侣感染梅毒史，或有输血史（供血者为早期梅毒患者）等，可有一期梅毒病史（多数患者在硬下疳发生后4～6周出现二期梅毒改变），病程在2年以内。

二期梅毒主要是梅毒螺旋体经初始接种部位通过淋巴结扩散入血，侵犯远隔部位皮肤、黏膜和内脏器官以及诱发的免疫反应所致。二期梅毒引起的临床表现主要包括皮肤、黏膜损害、全身浅表淋巴结肿大以及梅毒性骨关节、眼、神经系统及内脏损害等。

　　下面我们重点来看看二期梅毒的皮肤、黏膜损害的特点。在二期梅毒阶段，梅毒螺旋体除了引起侵犯组织和器官本身的损害之外，还可能诱发血管及其周围组织发炎，这对于皮肤、黏膜组织而言，使得二期梅毒可模拟多种皮肤病的损害，包括以颜色为主要改变的皮损（如红斑）、略突出于皮面的皮损（如斑丘疹、丘疹、毛囊疹及脓疱等）、以脱屑为主要改变的皮损（如鳞屑性皮损）等。手足掌部位的暗红斑或脱屑性斑丘疹和外阴/肛周的潮湿丘疹或扁平湿疣（如图4～图6）为其特征性损害。患者皮

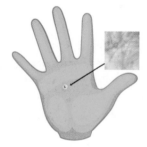 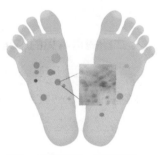

图4　二期梅毒：手掌部位　　　图5　二期梅毒：足掌部位
　　　皮损（陈学军供图）　　　　　　皮损（陈学军供图）

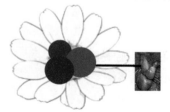

图6　二期梅毒：肛周部位皮损（扁平湿疣）
　　　概念图（陈学军供图）

损通常分布于头面部、躯干、四肢、外生殖器及肛周等部位，一般泛发而呈对称分布（如图7），不同患者皮损类型可能不同，但同一患者皮损类型相似。皮损一般没有主观不适，绝大多数不伴有瘙痒及疼痛。部分患者还可出现口腔黏膜斑、鼻黏膜隆起性损害和虫蚀样脱发（如图8）。后者表现为头皮部位多个脱发区，但该脱发区无成片状或大片状脱发，可仅表现为局部小片状头发稀疏，状如虫啃状，由此得名。若是复发的二期梅毒，则皮损数目相对较少，但皮损形态较奇特，常呈弓形、环状或弧形等改变。

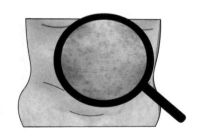

图7　腹部红斑、丘疹概念图　　　　　图8　虫蚀样脱发概念图
　　　（杨戈、杨建文供图）　　　　　　　（杨戈、杨建文供图）

在实验室检测方面，皮损处（如扁平湿疣、湿丘疹渗液）取材行梅毒螺旋体暗视野显微镜检查、镀银染色检查或核酸扩增试验可有阳性表现。由于口腔黏膜部位微生物环境复杂，梅毒螺旋体不易与口腔中的齿垢螺旋体相鉴别，故口腔黏膜皮损不建议采用暗视野显微镜或镀银染色来筛查梅毒螺旋体。患者抽血完善非梅毒螺旋体血清学试验（如TRUST或RPR或VDRL等）阳性，查

梅毒螺旋体血清学试验（如TPPA或TPHA等）阳性。与一期梅毒不同，二期梅毒患者因病程一般已经大于8周，基本不会出现非梅毒螺旋体血清学试验和梅毒螺旋体血清学试验的假阴性结果。

3. 三期梅毒及神经梅毒常见的临床表现

三期梅毒属于获得性梅毒中的晚期梅毒。虽然神经梅毒在早期梅毒和晚期梅毒中均可出现，但主要仍以在晚期梅毒中多见，故将其临床表现在此一并描述。三期梅毒患者和神经梅毒患者在发病前多有不安全性行为、多个性伴侣或性伴侣感染史，或有输血史等，三期梅毒患者还可有一期或二期梅毒病史，病程2年以上。部分晚期梅毒患者可没有临床症状和体征，称为晚期潜伏梅毒。神经梅毒无临床症状和体征者称为无症状神经梅毒。三期梅毒引起的损害传染性不强，但对组织、器官的破坏力较大，与一期和二期梅毒明显不同。

对于三期梅毒，我们主要来了解一下晚期良性梅毒和心血管梅毒两大类的临床表现。晚期良性梅毒的临床表现包括以下两大类。第一类是皮肤、黏膜损害，以结节隆起性损害和树胶样肿为主，前者包括头面部及四肢伸侧面的结节性梅毒疹、大关节附近的近关节结节。树胶样肿又称梅毒瘤，仅见于三期梅毒，属于一种肉芽肿性损害，病灶一般灰白，大小不一，质韧而具有弹性，状如树胶，故而得名树胶样肿。该类病变可破坏局部组织并可引起占位效应，进而影响发生病变的器官功能。树胶样肿可发生于皮肤、口腔、舌咽部以及内脏，发生于上颚及鼻中隔黏膜的树胶样肿因软骨/骨质的破坏可导致上腭及鼻中隔穿孔以及鼻梁/鼻根部组织塌陷如马鞍状（即"马鞍鼻"）。第二类是内脏损害，包括骨梅毒和其他内脏梅毒，如累及呼吸道、消化道、肝脏、脾脏、泌尿生殖系统、内分泌腺及骨骼肌等引起的临床表现。心血管梅毒患者因疾病累及主动脉、主动脉瓣及冠状动脉等，可发生单纯性主动脉炎、主动脉瓣闭锁不全、主动脉瘤、冠状动脉狭窄、心绞痛等临床表现。部分心血管梅毒患者可出现心力衰竭，表现为心慌、心累、呼吸困难、不能平卧等，甚至可危及生命。梅毒引起的主动脉瘤一旦破裂诱发大出血亦可危及生命。

有症状的神经梅毒包括：脑脊膜神经梅毒、脑膜血管梅毒、脑实质梅毒、眼梅毒、耳梅毒等，主要是病变累及不同部位引起相应临床表现。神经梅毒也可因为梅毒螺旋体同时侵犯神经系统多个不同部位而使临床表现更加复杂多样，症状、体征也可以重叠或重合。脑脊膜神经梅毒可出现发热、恶心、呕吐、视物模糊等脑膜炎的症状，或视力下降、听力下降等脑神经受损的症状，或偏瘫、失语、下肢无力、轻瘫、截瘫、大小便失禁、感觉异常等脊膜受损的症状，或腰背痛、感觉丧失、大小便失禁、下肢无力或肌萎缩等多发性神经根病的症状。脑膜血管梅毒若侵犯脑可出现偏瘫、失语、癫痫样发作等；若侵犯脊髓可出现受累神经支配部位弥漫性疼痛、瘫痪、大小便障碍、感觉障碍，甚至肌萎缩等。脑实质梅毒可出现麻痹性痴呆、脊髓痨以及树胶肿性神经梅毒引起的临床表现。眼梅毒和耳梅毒主要是引起病变部位功能障碍，如视力及听力方面的改变。

实验室检测方面，三期梅毒患者抽血完善非梅毒螺旋体血清学试验（如TRUST或RPR或VDRL等）阳性，极少数晚期梅毒可呈阴性；梅毒螺旋体血清学试验（如TPPA或TPHA等）阳性。神经梅毒抽血所查实验检测指标同上，但还应包括脑脊液检查相关指标异常，包括脑脊液常规检查项目中有核细胞计数的异常、脑脊液生化检查中蛋白含量的异常以及脑脊液梅毒相关抗体筛查的异常。

4. 胎传梅毒常见的临床表现

胎传梅毒，系通过母婴传播获得的感染，患儿生母为梅毒患者。胎传梅毒分为早期胎传梅毒、晚期胎传梅毒及潜伏胎传梅毒。部分未经治疗的胎传梅毒，可无临床症状，梅毒血清学试验阳性，脑脊液检查正常，这类患儿属于潜伏胎传梅毒。下面我们来看看早期胎传梅毒和晚期胎传梅毒的临床表现。

早期胎传梅毒患儿一般在2岁以内发病，可出现类似于获得性二期梅毒的临床表现以及发育不良，皮肤、黏膜的损害通常表现为红斑、丘疹、扁平湿疣、水疱-大疱，好发于面部、尿布区、手足掌、外生殖器及肛周等部位，多为特征性损害。水疱-大疱型皮损（即梅毒性天疱疮），常为患儿疾病严重的表现。患儿可伴有梅毒性鼻炎及喉炎，局部出现明显分泌物，甚至影响患儿吮吸乳汁，还可出现骨髓炎、骨软骨炎/骨膜炎、全身淋巴结肿大、肝脾肿大以及贫血等。如患儿有神经系统侵犯可出现相关神经系统症状。

晚期胎传梅毒患儿一般在2岁或以后发病，其临床表现类似于获得性三期梅毒，可出现炎症性损害（如角膜炎、神经性耳聋、鼻树胶肿、关节及骨膜炎等）或晚期胎传梅毒标志性损害，后者包括前额圆凸、马鞍鼻、佩刀胫（胫骨中部增厚，向前隆起，如佩刀状）、胸锁关节骨质肥厚、赫秦生齿（上门齿状如螺丝刀，下端较近齿龈端窄，咬面中央有一半月形缺口，齿厚度增加，齿间隙增宽）、口腔周围皮肤放射状皲裂等。

实验室检测方面，胎传梅毒患儿皮损及分泌物梅毒螺旋体暗视野显微镜检查、镀银染色检查或核酸扩增试验阳性。患儿抽血完善非梅毒螺旋体血清学试验（如TRUST或RPR或VDRL等）阳性，且患儿抗体滴度是母亲抗体滴度的4倍及以上，或随访3个月滴度呈上升趋势；查梅毒螺旋体血清学试验（如TPPA或TPHA等）阳性。有条件者，可抽患儿血查梅毒相关IgM抗体，若患儿IgM抗体检测阳性有确诊意义，但阴性者也不能完全排除胎传梅毒。

（杨戈）

问题15 梅毒是"万能模仿者"吗？

梅毒被皮肤科或皮肤性病科医生称为"万能模仿者"，容易与其他疾病混淆。它的症状表现可谓是五花八门，有一些症状表现跟普通的皮肤病相似。因此，梅毒很容易和一般性的皮肤病相混淆。通过前文我们知道梅毒可以分为三期，一期的主要皮损为好发于外生殖器部位的硬下疳。这个时期形态比较有特征性，一般不会认错。但在硬下疳出现后的4~6周，梅毒螺旋体经过血液和淋巴系统广泛传播后就会进入二期，俗话说的梅毒疹也常出现在这个阶段。梅毒疹的形态是多种多样的，一般可以分为斑疹性梅毒疹、丘疹性梅毒疹，还有脓疱性梅毒疹等。相对比较有特征性的梅毒疹是掌跖部出现的一些不痛不痒的圆形或椭圆形暗红斑或者是脱屑性的斑丘疹。而外阴和肛周可以出现一些扁平的丘疹或者斑块（扁平湿疣），一般皮损是没有自觉症状的，少数患者可以有轻微的瘙痒。一些二期梅毒患者的口腔也可以发生黏膜损害（如图9，真菌镜检阴性）或者是生殖器部位出现一些黏膜损害，还可以合并虫蚀样脱发。对于二期复发的梅毒皮损就会更加局限，数目会比较少，形态更为怪异，有的时候可以呈现环状、弧形

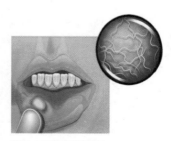

图9 口腔黏膜损害

或者是弓形，部分患者全身浅表淋巴结可出现肿大。正因为二期梅毒疹的形态多样，所以往往需要与玫瑰糠疹、银屑病、药疹、皮炎湿疹、体癣、环状肉芽肿甚至淋巴瘤等其他皮肤病鉴别。发生在外阴部位的皮损还需要与尖锐湿疣或者假性湿疣等鉴别。可以说二期梅毒是梅毒这个"万能模仿者"表现最突出的时期。如果病情没有得到及时治疗，梅毒可进入三期。在此阶段，皮肤上可出现结节性梅毒疹和树胶样肿，骨骼、神经系统和内脏也会受到影响。这时候的临床表现更为复杂多样。神经梅毒往往需要与各种神经系统感染、癫痫等鉴别。骨损害也需要与其他一些常见骨病鉴别。

但是无论梅毒这个"万能模仿者"如何诡异善变，我们只需要抓住梅毒血清学检查这个"照妖镜"，就能很快把它的真面目揪出来啦。

（卢葳）

问题16　目前常见的梅毒类型包括哪些？

虽然梅毒的病原体都为梅毒螺旋体，但因为感染途径不一、病程长短不一、个体差异明显等因素造成疾病表现多种多样。因此，我们可以从多个角度进行分类，不同分类中常见的梅毒类型不同。

第一种就是根据传播途径不同来分类：通过后天性传播途径或者是其他间接接触途径感染的梅毒，称为获得性梅毒或者叫后天梅毒。如果是有梅毒的母亲通过胎盘的血液使胎儿感染，叫作胎传梅毒或者叫先天梅毒。这一种分类以获得性梅毒多见。

第二种分类可根据有无临床表现分为显性梅毒和潜伏梅毒。感染之后出现明显临床表现的称为显性梅毒，只是查血发现有梅毒螺旋体抗体，没有出现临床表现或者临床表现已经消失的称为潜伏梅毒。这一分类中以潜伏梅毒居多，也是我国目前最常见的梅毒类型。

第三种分类就是结合前两种分类方法并根据病程等多种因素进行的分类法。最先根据病程分为早期梅毒和晚期梅毒。一般而言，病程2年之内的叫早期梅毒，2年及以上出现并有明显内脏损害的通常叫晚期梅毒，也就是三期梅毒。而早期梅毒又可以分为一期梅毒、二期梅毒和早期潜伏梅毒。以硬下疳为主要表现的是一期梅毒。以全身的梅毒损害为特征的是二期梅毒。根据受累部位的不同，二期梅毒还可以细分为二期梅毒皮肤及黏膜损害、二期骨骼及肌肉损害、二期眼梅毒、早期神经梅毒以及相对常见的复发梅毒。晚期梅毒可进一步分为良性梅毒（主要受累部位为皮肤、黏膜、骨和眼部）、内脏梅毒（如心血管、肝脏等）、晚期神经梅毒和晚期潜伏梅毒。这种分类方法相对全面且复杂，临床当中运用得也最多。这一分类中有临床表现的梅毒类型尤以二期梅毒居多。

但值得注意的是，在梅毒发展过程中，以上病期可重叠或阙如。如15%的患者在出现二期梅毒表现时，硬下疳仍然存在。而高达60%的潜伏梅毒患者不记得曾出现过二期梅毒，也无法推测可能被梅毒螺旋体感染的时间。还有超过25%的患者否认发生过一期梅毒。因此，有些患者的临床分类是可能存在交叉重叠的。

（卢葳）

问题17　诊断梅毒常用的实验室检查包括哪些？

梅毒是一种临床表现多样的性病，而且近年来发病率也居高不下。因此，仅仅依靠临床观察及查体很难对梅毒做出确切诊断。事实上，梅毒的实验室检测对于梅毒的诊断往往是重要的而且是必需的。那么，梅毒的实验室检查有哪些呢？

1.组织及体液中梅毒螺旋体的检查

暗视野显微镜检查： 刮取硬下疳皮损渗出液或分泌物、二期梅毒疹的丘疹、扁平湿疣及黏膜斑上的螺旋体进行病原学检查，如标本中看到螺旋体，其形态与运动符合梅毒螺旋体特征，即为阳性。因不易与口腔中的齿垢螺旋体相鉴别，故口腔黏膜斑不建议采用暗视野显微镜检查或镀银染色检查。

直接荧光抗体检查：采用直接免疫荧光抗体法（DFA）对分泌物进行梅毒螺旋体检查。可排除其他螺旋体，特别是口腔腐生螺旋体的干扰。其敏感性很高。对确诊一、二期梅毒及复发梅毒十分重要。但是阴性结果仍然不能排除梅毒。

镀银染色：可直接显示内脏器官及皮损中的梅毒螺旋体。但取材困难，临床运用较少。

免疫组化染色：通过病理学免疫组化染色发现病理活检标本的梅毒螺旋体。

核酸扩增试验：包括聚合酶链反应（PCR）、反转录聚合酶链反应（RT-PCR）等。

2.血清学检查

这是目前临床运用最多、最方便，同时适应面也最广的方法。

非梅毒螺旋体血清学试验：用于梅毒的筛查和随访观察梅毒的疾病活动情况。本法主要检测抗梅毒螺旋体细胞膜上脂类的IgG和IgM抗体。临床常用的试验包括VDRL、TRUST、不加热血清反应素试验（USR）、RPR等。

一期梅毒中，RPR最快可在硬下疳发生14天后出现阳性。而当确诊时，RPR检查有30%～50%为阴性。因此对可疑者，需在随访过程中至少复查2次。二期梅毒中非特异性试验几乎均为阳性，RPR滴度可在1∶16以上。但当血清中抗体过多时，反而会导致阴性，即"前带现象"。因此，为避免此问题，应当稀释血清后再做试验。在无症状神经梅毒中，几乎所有患者非特异血清反应均为阳性，而且患者脑脊液VDRL阳性。脑脊液VDRL阳性是确诊神经梅毒的重要依据。但是阴性并不能完全除外神经梅毒，在三期心血管梅毒中和晚期良性梅毒中非特异血清试验阳性率下降。

梅毒螺旋体血清试验：用梅毒螺旋体的成分、抗原决定簇或重组抗原来检测梅毒螺旋体的方法。该方法敏感性和特异性都很高，一般用来做确诊试验。可提高早期梅毒、胎传梅毒和神经梅毒的诊断率。但是这类试验检查的是梅毒螺旋体的IgG抗体，即使患者已经治疗甚至治愈，血清反应仍然为阳性，因此不能用于疗效评估、复发及再感染的判断。包括荧光密螺旋体抗体吸收试验（FTA-ABS）、TPPA、TPHA、酶联免疫吸附试验（ELISA）等。

梅毒螺旋体IgM抗体检测：这是近年来才有的新的诊断梅毒的方法。IgM抗体是一种免疫球蛋白，用它来诊断梅毒具有敏感性高、能早期诊断、能判断胎儿是否感染梅毒螺旋体等优点。特异性IgM类抗体的产生是感染梅毒和其他细菌或病毒后机体首先出现的体液免疫应答，一般在感染的早期呈阳性，随着疾病发展而增加，IgG抗体随后才慢慢上升。经有效治疗后IgM抗体消失，IgG抗体则持续存在，TP-IgM阳性的一期梅毒患者经过青霉素治疗后，2～4周TP-IgM消失。二期梅毒TP-IgM阳性患者经过青霉素治疗后，2～8个月TP-IgM消失。此外，TP-IgM

的检测对诊断新生儿的胎传梅毒意义很大，因为IgM抗体分子较大，其母体IgM抗体不能通过胎盘，如果TP-IgM阳性则表示新生儿已被感染。

（卢葳）

问题18　梅毒治疗的一般原则和常用的药物包括哪些？

1.梅毒治疗的一般原则

梅毒是一种对患者身体和心理都有极大损害的传染病，因此，合理有效的治疗至关重要，那么梅毒治疗的原则是什么呢？

（1）及早发现，及时治疗

早期梅毒经充分足量治疗，90%以上的早期患者可以达到根治，而且越早治疗效果越好。如果患者在一期和二期梅毒阶段没有得到及时的治疗，那么再进行治疗就会有很大的困难。一般经过2～3年，就可发展为晚期。此期可累及全身各内脏器官或组织，虽然传染性小但破坏性大。只要发生过不洁性行为或高危性行为，就有可能感染性病，因此，如果身体出现一些不适或可疑的症状，要主动地去正规的医院接受检查和治疗。如果筛查后没有得病，则可以安心地工作和生活了。如果感染了性病，也不要恐惧，要早期接受治疗。性病越早治疗，预后越好。

（2）剂量足够，疗程规则

梅毒的治疗用药不仅要求药物剂量足够，也需要疗程足够和规则。在早期梅毒未经治疗者，25%有严重损害发生，而接受不适当治疗者则严重损害发生率为35%～40%，比未治疗者结果更差，说明不规则治疗可能增加复发概率及促使晚期损害提前发生。原卫生部制订了规范的治疗方案，针对早期梅毒（包括一期、二期及病期在2年以内的潜伏梅毒）、晚期梅毒（三期皮肤、黏膜、骨骼梅毒，晚期潜伏梅毒或不能确诊病期的潜伏梅毒）以及二期复发梅毒、心血管梅毒、神经梅毒、妊娠期梅毒、胎传梅毒和艾滋病合并梅毒，都有相应的详细用药方案。不规则治疗可能增加复发概率及促使晚期损害提前发生，所以梅毒患者一定要及早治疗，并且去正规的医院接受规则治疗。

（3）治疗后要经过足够时间的追踪观察

治疗后随访特别重要，规律随访可有效避免心血管梅毒、神经梅毒及严重并发症的发生。

（4）对所有传染源及性伴侣应同时进行检查和必要的治疗

梅毒属于性病，且潜伏期较长，早期症状轻微。研究表明反复接触者感染率会明显上升。临床中也发现许多治疗失败与再感染有关，故有必要对梅毒患者的性伴侣同时进行检查和治疗。

2. 常用的药物

梅毒治疗的首选药物也是最常用药物是青霉素类药物，包括长效类的如苄星青霉素，短效的如水剂青霉素及普鲁卡因青霉素。它们可以作为不同分期梅毒的首选药物。如果对青霉素过敏，可以选择头孢曲松、多西环素等。

（卢葳）

问题19 梅毒治疗药物如何选择及注意事项有哪些？

1.青霉素仍然是治疗梅毒的首选药物

青霉素仍然是目前所有类型梅毒的首选和最有效的治疗药物，因为梅毒螺旋体极少对青霉素耐药。只有在患者对青霉素过敏的情况下，才考虑使用其他药物进行驱梅治疗。各期不同类型梅毒的治疗需选择合适的青霉素剂型和疗程。一般而言，早期梅毒和晚期树胶肿性梅毒主要选用苄星青霉素、普鲁卡因青霉素，神经梅毒及心血管梅毒宜选用水剂青霉素，晚期梅毒的治疗疗程一般比早期梅毒的治疗疗程长。如患者对青霉素不过敏，常规可以使用苄星青霉素240万单位，分两侧臀部肌内注射，1周1次，坚持2～3周，此为一规范疗程。如不适合用苄星青霉素的神经梅毒或者其他类型的梅毒，建议使用水剂青霉素，静脉给药，坚持10～14天，此为一规范疗程。据既往文献报道，应用苄星青霉素治疗孕妇、免疫正常者及合并HIV感染者的梅毒患者，其失败率高于普鲁卡因青霉素，可能与普鲁卡因青霉素对深部组织

（如神经系统等）的穿透能力更强有关。四环素、多西环素、红霉素作为替代的治疗药物，其疗效不及青霉素，仅限于对青霉素过敏的患者使用。因上述药物需要多次用药，且可能有胃肠道不适或影响肝肾功能等，患者的依从性及耐受性是这类药物治疗成功与否的关键。红霉素的药物半衰期短，对脑脊液的穿透力差，且有梅毒螺旋体耐药的报道。已有报道发现梅毒螺旋体对阿奇霉素耐药的突变株。由于梅毒螺旋体的耐药性，我国2020年版梅毒诊疗指南已经不推荐使用红霉素等大环内酯类药物治疗梅毒。应用这些药物治疗早期梅毒均有治疗失败的报道。对于四环素、多西环素这一类抗生素，2020年版梅毒诊疗指南更多推荐采用多西环素治疗对青霉素过敏的梅毒患者，仍然是晚期梅毒的治疗疗程一般比早期梅毒的治疗疗程长。既往对四环素类药物过敏者、8岁以下儿童、肝肾功能障碍者以及孕妇、哺乳期妇女等禁用四环素、多西环素类药物。

头孢曲松治疗梅毒有效，与苄星青霉素相比，头孢曲松对脑脊液的穿透能力更强，2020年版梅毒诊疗指南已经将头孢曲松作为早期梅毒、神经梅毒、眼梅毒、耳梅毒、胎传梅毒、妊娠期梅毒等不同类型梅毒的青霉素替代药物。不过头孢曲松需要每天给药，不如苄星青霉素每周给药1次那么方便。而且头孢曲松对于某些患者而言可能存在与青霉素的交叉过敏反应，因此，可在无头孢曲松过敏史的情况下谨慎选用头孢曲松，并密切观察可能出现的与青霉素的交叉过敏反应。

2. 肌内注射苄星青霉素前均需做药物皮试

青霉素类药物是各期梅毒的首选治疗药物，因水剂青霉素吸收快、半衰期短，在血液中持续有效时间短，因此多选用长效青霉素（如苄星青霉素）治疗早期梅毒及潜伏梅毒等常见梅毒类型。注射苄星青霉素之前首先要进行青霉素皮试。

皮试前，护士首先会询问患者有无青霉素过敏史和既往用药史，有过敏史者禁止使用，并告知患者在皮试过程中可能出现的过敏反应及其他事项，患者应积极配合询问且不能隐瞒药物过敏史。皮试液现配现用，正确选用溶媒以免发生假阳性反应。其次，护士会询问患者是否进食，空腹状态下不宜做皮试和注射；也会询问首次注射患者前3天有无口服、肌内注射、静脉输入激素类药物；医院会常规做好应急抢救药物准备，及时应对晕针或过敏等突发情况。患者应配合护士取适当体位，选择臀大肌分臀注射，充分暴露注射部位并观察注射部位皮肤是否完整，避开硬结、瘢痕等。

由于苄星青霉素为混悬液，为避免发生针头堵塞现象，护士注射进针会采取"一深：进针深达肌肉层。三快：进针快、拔针快、推药速度快。一均匀：推药时速度均匀，忌忽快忽慢"的方法，这与其他药物肌内注射有所不同。在注射药物过程中，护士会询问患者有无胸闷、气紧，并观察患者有无面色苍白、出冷汗等现象，若有上述或其他不适，患者应及时告知护士，以便及时发现并应对可能出现的疼痛性休克或过敏性休克。患者在注射后必须观察半小时且无不良反应和无主观不适后才能离开医院。同时患者需要注意注射苄星青霉后必须保证注射部位清洁干燥，24小时内不能洗澡，避免针眼处沾水，以免发生感染。

少部分患者在治疗后可能会出现迟发性青霉素过敏反应，出现皮疹，甚至出现胸闷、呼吸困难等，若出现这些情况应立即于就近医院急诊科就诊。首次驱梅治疗后，若患者出现明显的体温升高、头痛、寒战、肌肉疼痛、心动过速（医学上称为吉海反应）等不适症状应立即就医。患者在治疗后应饮食清淡，避免食用辛辣刺激性食物。容易过敏的食物（如鱼虾、海鲜、杧果等）尽量少进食，避免出现过敏反应，或影响出现过敏反应后对诱因的判断。患者在治疗期间应避免饮酒，以防影响治疗效果或增加不良反应发生概率。

患者性伴侣应同时完善相关筛查，避免在患者治疗和随访期间与患者发生性行为，以防交叉感染。患者应严格遵医嘱1周注射1次，间隔时间不要随意提前或延后，避免影响疗效；一般2～3次为1个疗程，治疗结束后定期复查，一般为2～3年，第1年每3个月复查1次，第2年及其之后每半年复查1次（不同类型梅毒治疗疗程、复查和随访可能有差别）。

青霉素类药物是一类易过敏的药物，一旦患者出现过敏可出现风团伴瘙痒、气促、胸闷、呼吸困难、发热等，甚至出现过敏性休克、意识不清及昏迷等。因此，为避免发生青霉素过敏反应，使用前需进行青霉素皮试。苄星青霉素是长效青霉素，注射间隔时间超过72小时，故每次注射苄星青霉素前均需重新做皮试；对不同的厂家以及不同批次的苄星青霉素，更加需要重新做皮试。

3. 苄星青霉素的治疗强调"定期肌内注射"

治疗梅毒时，要求患者体内药物浓度在整个治疗周期内都处于能杀死梅毒螺旋体的浓度。梅毒螺旋体的分裂增殖时间较长，需30～33小时。以上两方面因素决定了驱梅治疗疗程要足够长，药物必须在较长的时间内都保持较高的血药浓度。青霉素类药物是治疗各期梅毒感染的首选药物。治疗梅毒螺旋体感染，应使用最低血清浓度为0.018微克/毫升的青霉素，该剂量应维持7～10天，以杀死早期梅毒中的梅毒螺旋体；晚期梅毒患者体内长期潜伏感染的梅毒螺旋体因其独特免疫回避性，与宿主形成长期共存模式，理论上其分裂周期可能更慢，晚期潜伏梅毒治疗的持续时间通常被认为需21天左右。因此，在21天内保持血清中青霉素的最低浓度为0.018微克/毫升是成功治疗晚期潜伏梅毒的必要条件。

苄星青霉素为青霉素长效制剂，通过抑制细菌细胞壁的合成而发挥杀菌作用。经肌内注射后在注射部位形成储存库，随后逐步缓慢释放并水解为青霉素从而起到抗菌作用，作用机制和青霉素相同，具有半衰期长的优点，血浆中有效浓度可维持2～3周，是治疗梅毒的理想药物。根据药物代谢动力学，单次剂量苄星青霉素治疗后，最小抑菌浓度（MIC=0.018微克/毫升）在人体足以维持10～14天，因此，两次治疗期间间隔不要超过14天，7～9天是最佳选择。根据药理学数据，在前一剂量后近7天内给予后续剂量的苄星青霉素是确保血药浓度水平一致的有效方法，研究表明大多数未妊娠成人在注射后7天内保持血药浓度为0.03单位/毫升，所以要求患者每周治疗1次。早期梅毒（包括一期、二期梅毒及病期在2年以内的潜伏梅毒）推荐苄星青霉素240万单位，分两侧臀部肌内注射，每周1次，至少1次；晚期梅毒共注射3次。

4. 青霉素过敏者梅毒治疗药物选择

对于青霉素过敏者，推荐使用多西环素，由于梅毒螺旋体的耐药性，不推荐用红霉素等大环内酯类药物。对于早期梅毒（包括一期、二期梅毒及病期在2年以内的潜伏梅毒）可采用多西环素口服，每天2次，连服15天；晚期梅毒（三期皮肤、黏膜、骨骼梅毒，晚期潜伏梅毒或不能确定病期的潜伏梅毒）及二期复发梅毒，可使用多西环素口服，每天2次，连服30天；心血管梅毒、神经梅毒、眼梅毒、耳梅毒等可使用多西环素连续口服30天。使用多西环素治疗期间需定期复查肝肾功能等。既往多西环素药物过敏者、8岁以下儿童、肝肾功能障碍者以及孕妇、哺乳期妇女等禁用多西环素。

对于早期胎传梅毒（2岁以内）青霉素过敏者，目前尚无最佳替代治疗方案，可在无头孢曲松过敏史的情况下选用头孢曲松每天1次肌内注射，连续10~14天；晚期胎传梅毒（2岁以上）对青霉素过敏者，同早期胎传梅毒一样，可考虑头孢曲松每天1次肌内注射，连续10~14天，但要注意头孢曲松与青霉素可能发生交叉过敏反应。8岁以下儿童禁用四环素类药物。

孕妇如对青霉素过敏，目前尚无最佳替代治疗方案，研究显示头孢曲松可用于治疗孕妇梅毒并能阻断胎传梅毒，因此可在无头孢曲松过敏史的情况下谨慎选用头孢曲松，但仍要注意可能的交叉过敏反应。由于我国梅毒螺旋体对大环内酯类药物普遍耐药，因此必须在确保无耐药的情况下（如对梅毒螺旋体耐药相关基因进行检测）才使用红霉素治疗梅毒。哺乳期妇女在停止哺乳后，要用多西环素复治。

（卢葳/陈静/蒲晓英/王倩）

问题20　在治疗和随访周期内，梅毒患者的注意事项包括哪些？

本病应及早、足量、规则治疗，尽可能避免心血管梅毒、神经梅毒及严重并发症的发生。患者需遵医嘱进行规范治疗，苄星青霉素在一个疗程治疗中的间隔时间一般为7天，需严格按照此时间间隔进行治疗，不能擅自延迟治疗时间。治疗期间禁止性生活，避免再感染及引起他人感染。确诊后，患者应通知所有性伴侣进行相应的检查及治疗（对于一期梅毒患者应该通知其近3个月内的性伴侣；对二期梅毒患者应通知其近6个月内的性伴侣；对早期潜伏梅毒患者应通知其近1年内的性伴侣；对晚期潜伏梅毒患者应通知其过去数年的所有性伴侣；对胎传梅毒患者应通知其生母及后者的性伴侣）。治疗期间应注意休息，避免熬夜和饮酒，均衡饮食，增强抵抗力。在生活中，患者应注意卫生习惯，内裤、毛巾等生活用品单洗，热水煮沸进行消毒；如有皮损的患者触摸皮损后应立即洗手及消毒。此外，避免再有高危性行为。

梅毒经足量、规则治疗后，应定期随访观察，包括全身体检和复查非梅毒螺旋体血清学试验的滴度（如RPR或TRUST或VDRL滴度）。早期梅毒建议随访2～3年，治疗结束后第1年每3个月复查1次，1年后每半年复查1次。晚期梅毒则需随访3年或更长，第1年每3个月1次，以后每半年1次。神经梅毒患者还需同时每6个月进行1次脑脊液检测。妊娠期梅毒患者经治疗后在分娩前应每月复查1次；其分娩出的胎儿应在出生后第1、2、3、6、12个月进行随访。少数患者在规范化驱梅治疗后，非梅毒螺旋体抗体滴度下降至一定程度即不再下降，且长期维持在某一滴度范围（甚至终身），称为血清固定现象。血清固定的机制目前尚不清楚，对于血清固定者首先要排除再感染可能，其次应进行全面体检，包括HIV检测以及心血管系统、神经系统和脑脊液检查，以早期发现心血管梅毒、无症状神经梅毒。在排除了上述系统感染的可能性后，可定期观察随访，如临床上无复发表现，可不必再治疗，但仍需要定期复查非梅毒螺旋体血清试验滴度（如RPR或TRUST或VDRL滴度），随访3年以上判断是否终止观察。如滴度有上升趋势，应予复治。

（王倩）

问题21　**什么是"吉海反应"？哪些人群容易发生"吉海反应"？如何预防和治疗"吉海反应"？**

1."吉海反应"的概念

吉海反应又称疗后剧增反应，是梅毒患者接受高效抗梅毒药物治疗后梅毒螺旋体被迅速杀死并释放出大量异种蛋白，引起机体发生的急性变态反应，常发生于首剂抗梅毒药物治疗后数小时，并在24小时内消退。目前对梅毒治疗中的吉海反应的发生机制尚不完全清楚。有研究发现梅毒患者在吉海反应发生前血清组胺和激肽水平升高，经典补体系统被活化；另外，青霉素能抑制细菌细胞壁的合成，使梅毒螺旋体更容易被吞噬，从而刺激细胞因子TNF-α、IL-6和IL-8的释放；神经梅毒患者发生吉海反应时其中枢神经系统局部炎症细胞因子显著增高和免疫细胞增多。以上提示免疫反应及炎症介质在吉海反应过程中可能发挥作用。吉海反应表现为全身反应似流感样，包括发热、畏寒、头痛、肌肉及骨骼疼痛、恶心、心悸等。此反应常见于早期梅毒，反应时硬下疳可肿胀，二期梅毒疹可加重。在晚期梅毒中发生率虽不高，但反应较严重，特别是在心血管梅毒和神经梅毒患者中，尤其是有症状的神经梅毒患者可出现癫痫持续状态等严重的吉海反应。心血管梅毒患者发生吉海反应还可能出现心力衰竭，甚至危及生命。此反应还可致孕妇早产或胎儿宫内窒息，应给予必要的医疗监护和处理，不应就此不治疗或推迟治疗。

2. 容易发生"吉海反应"的人群

有研究发现，以下人群容易发生吉海反应：①早期梅毒患者；②梅毒合并HIV感染者；③妊娠期梅毒患者；④非梅毒螺旋体抗体滴度较高者；⑤胎传梅毒患者中梅毒侵犯骨组织和（或）侵犯组织、器官超过3个，非梅毒螺旋体抗体滴度高者。

3. "吉海反应"的预防和治疗

为预防或减轻吉海反应，可在治疗前1天口服泼尼松，2天或3天后停用。心血管梅毒的治疗应从小剂量青霉素开始，逐渐增加剂量，直至第4天起按正常剂量治疗；一般不采用苄星青霉素治疗心血管梅毒以防吉海反应发生。治疗过程中如发生胸痛、心力衰竭或心电图ST-T段变化较治疗前明显，则应暂停治疗。注意避免口服泼尼松对青霉素皮试的干扰。

吉海反应具有自限性，通常可在 24 小时内自然消退，但也需要对症处理，比如体温升高时可给予对乙酰氨基酚等解热镇痛类药物，能够缩短反应持续时间，减轻其严重程度。对妊娠超过

20周的孕妇要加强观察，并严密监测胎儿相关指征。

（王倩）

问题22　梅毒患者病情如何判愈？

下面来看看不同类型梅毒患者的随访要求和判愈标准。

所有梅毒患者经足量、规则治疗后，应定期随访观察，包括全身体格检查和复查非梅毒螺旋体血清学试验滴度（如RPR或TRUST或VDRL滴度）。早期梅毒患者建议随访2～3年，在第1次驱梅治疗结束后隔3个月复查，以后每3个月复查1次，1年后每半年复查1次。

早期梅毒患者驱梅治疗有效的评估标准是：皮肤、黏膜的损害消失，临床症状控制或消失，同时在驱梅治疗结束后 3～6个月，患者的非梅毒螺旋体血清学试验滴度较治疗前初始滴度下降至1/4及以下（如从1∶64下降到1∶16）。大多数一期梅毒患者的非梅毒螺旋体血清学试验滴度在1年内转阴，二期梅毒患者在2年内阴转。如非梅毒螺旋体血清学试验由阴性转为阳性或滴度较前次升高4倍及以上（如从1∶8上升到1∶32），属血清学复发；如有临床症状反复并伴有上述非梅毒螺旋体血清学试验滴度变化的异常，属临床复发。遇到上述两种情况（梅毒血清学复发和临床复发），首先需要考虑是否存在再感染的可能，若确定是复发，要排除神经梅毒可能，排除神经梅毒后应加倍药物剂量复治（一般治疗2个疗程，疗程之间需间隔2周）。少数患者在正规驱梅治疗后出现血清固定现象。血清固定的发生机制尚不清楚，对于血清固定者首先要排除再感染可能，其次应进行全面体检，包括HIV检测以及心血管系统、神经系统和脑脊液检查，以早期发现无症状神经梅毒、心血管梅毒，在排除了上述系统感染的可能性后，可定期观察，包括全身体检及血清学随访。上述部分患者还需完善自身抗体筛查，排除与非梅毒螺旋体血清学试验抗体有交叉反应的其他自身免疫性疾病。如滴度有上升趋势，应予复治。

晚期梅毒患者需随访3年或更长时间，第1年每3个月1次，以后每半年1次。对血清固定者，如临床上无复发表现，并除外神经、心血管及其他内脏梅毒，可不必再治疗，但仍需定期复查非梅毒螺旋体血清学试验抗体滴度（如RPR或TRUST滴度或VDRL），随访3年以上判断是否终止观察。神经梅毒患者治疗后需每隔3~6个月做1次检查，包括血清学及脑脊液检查。患者脑脊液中有核细胞计数是判断疗效的敏感指标。如果患者最初的脑脊液检查示有核细胞计数升高，则应每隔3个月复查1次脑脊液有核细胞计数，直到有核细胞计数正常。也可复查治疗后脑脊液中蛋白定量和VDRL的变化，但是这两项指标的变化都较缓慢，即使持续异常，其判愈意义也不大。如果患者治疗后3个月脑脊液有核细胞计数不下降，或者2年后脑脊液仍未完全恢复正常，则应考虑复治。但复治在许多神经梅毒患者中并不能完全使脑脊液的蛋白定量和VDRL恢复正常。梅毒性主动脉瓣关闭不全、冠状动脉口狭窄、梅毒性主动脉瘤及部分有症状的神经梅毒等，虽经充分治疗，其症状和体征也难以完全改善，其对组织、器官的损害可能是不可逆的，但上述情况不影响患者的判愈。

（杨戈）

问题23　为什么得了梅毒在治疗结束后还要定期复查？

不同类型的传染病由于病原体、疾病发生机制和预后不同，疾病复查和随访要求有所不同。与一般细菌、真菌及病毒不同，目前梅毒螺旋体尚不能在体外人工培养基中培养，因此限制了采用梅毒螺旋体培养这一方法在判断梅毒患者在治疗后体内是否还有梅毒螺旋体的应用。现阶段而言，梅毒患者治疗后病情的判愈，需要依赖患者临床表现的转归和实验室梅毒相关的免疫学检测结果的转归。

梅毒患者临床表现的转归和预后与其他传染病有所不同。首先，以一期梅毒、二期梅毒和晚期梅毒为例，来看看梅毒在未经治疗状态的自然病程和预后。若患者未引起重视，未及时进行规范的驱梅治疗，一期梅毒的硬下疳皮损可在3～6周逐渐自行愈合，皮损附近的肿大淋巴结也可随皮损的消退在数周内逐渐消退，患者此时可能转为潜伏梅毒或进入二期梅毒。在未经治疗的二期梅毒患者中，也观察到部分患者皮肤、黏膜的损害可逐渐自行消退，或转为潜伏梅毒，或皮损反复发作成为复发的二期梅毒。晚期梅毒患者所形成的某些器官功能损害是不可逆的，即便经过规范、足量的驱梅治疗也不能恢复。其次，从临床来看，目前梅毒患者以潜伏梅毒居多，本来就没有临床表现。以上梅毒的种种特点提示不能完全依赖患者临床表现的转归来完成对梅毒患者治疗后疗效和预后的判断。

根据梅毒螺旋体本身的免疫原性和其在人体内的免疫反应情况，目前实验室和梅毒相关的血清学检测主要包括梅毒螺旋体血清学试验（如TPPA或TPHA等）和非梅毒螺旋体血清学试验（如RPR或TRUST或VDRL等）。对于绝大部分梅毒患者而言，一旦体内曾经感染梅毒螺旋体，无论是否及时规范驱梅治疗，梅毒螺旋体血清学试验（如TPPA或TPHA等）即终身阳性，成为既往曾经感染梅毒螺旋体的标志，因此，该指标一般不作为临床判愈和随访的指标，而是仅用于诊断的指标。因此，非梅毒螺旋体血清学试验（如RPR或TRUST或VDRL等）的滴度变化成为较为重要的梅毒复查和随访指标。不仅如此，梅毒属于慢性疾病，非梅毒螺旋体血清学试验滴度的变化不会那么快转为阴性。

专家总结

　　梅毒患者一定要定期复查，即便在规范化足量治疗结束后仍需定期复查，尤其是定期复查非梅毒螺旋体血清学试验（如RPR或TRUST或VDRL等）的滴度变化以正确判断疗效和预后。

（杨戈）

问题24 | **梅毒治疗后复查滴度未下降或下降不理想是治疗无效吗？需要再次治疗吗？**

　　要想正确回答这个问题，需要先来回顾一下梅毒治疗有效的标准。以早期梅毒患者为例，驱梅治疗有效对非梅毒螺旋体血清学试验（如RPR或TRUST或VDRL等）滴度的要求是：在驱梅治疗结束后 3～6个月，患者的非梅毒螺旋体血清学试验滴度较治疗前初始滴度下降至1/4及以下（如从1∶32下降到1∶8）；大多数一期梅毒患者的非梅毒螺旋体血清学试验滴度应在1年内转阴，二期梅毒患者在2年内阴转。

　　但梅毒患者由于疾病阶段不同、免疫系统的个体差异、治疗时机以及对梅毒螺旋体的治疗药物反应存在差别，治疗后非梅毒螺旋体血清学试验滴度的变化差异巨大且复杂。部分早期梅毒患者，特别是一期梅毒患者，若患者就诊和开始驱梅治疗时间较早，非梅毒螺旋体血清学试验初始滴度偏低，可能还处于上升阶段，故部分此类患者首次复查滴度可能较初始滴度会轻度升高。少数患者在正规驱梅治疗后出现血清固定现象。上述两种情况并非治疗无效，一般不需要复治。在常规驱梅治疗后，若患者非梅毒螺旋体血清学试验滴度多次复查后不下降或者下降幅度不达标，尚需综合分析患者情况，排除有无神经梅毒、心血管梅毒以及与非梅毒螺旋体血清学试验滴度有交叉反应的其他自身免疫性疾病（如红斑狼疮、抗磷脂综合征）等，也不一定是治疗无效。若患者在复查和随访中发现非梅毒螺旋体血清学试验由阴性转为阳性或滴度较前次升高4倍及以上（如从1∶4上升到1∶16）即属血清学复发，或既有临床症状反复又伴有非梅毒螺旋体血清学试验的上述异常即属临床复发，遇到上述两种情况（梅毒血清学复发和临床复发），一般需要再次治疗。

晚期梅毒，特别是神经梅毒，由于涉及多个器官与系统，对这类梅毒患者非梅毒螺旋体血清学试验滴度变化趋势的判断以及对治疗方案的调整显得更为复杂，需要由专科医生进行判断治疗后复查滴度未下降或下降不理想是否是治疗无效，是否需要再次治疗。

专家总结

  梅毒治疗后复查滴度未下降或下降不理想不一定都是治疗无效，需要由专科医生结合患者具体情况综合分析后判断此类患者是否需要再次治疗。

（杨戈）

问题25 为什么我得了梅毒，医生会要求我做腰椎穿刺抽脑脊液检查？

  第一，梅毒螺旋体是可以侵犯神经系统的。梅毒螺旋体侵入人体之后，可在初始接种部位大量繁殖并逐渐通过淋巴结扩散入血，侵犯远隔部位皮肤、黏膜和内脏器官和系统，并诱发免疫炎症反应，这些可能发生损害的系统就包括神经系统。第二，神经梅毒既可以出现在梅毒螺旋体感染早期也可以出现在感染晚期。我们大家已经了解到，根据病程不同，梅毒分为早期梅毒和晚期梅毒。虽然，临床上神经梅毒的患者多数为病程大于2年的晚期梅毒患者，但对部分抵抗力较差人群而言，梅毒螺旋体在感染早期即可突破患者固有的免疫屏障如血脑屏障等进入神经系统，引起神经系统的梅毒病变，故神经梅毒在梅毒的早晚期均可发生。第三，神经梅毒由于涉及组织、器官复杂，临床表现多样，易于与其他神经系统疾病相混淆。神经梅毒既可以是没有临床表现的无症状神经梅毒，也可以是因侵犯脑膜、脊膜、脑神经、脑膜血管、脑实质、脊髓、眼部结构、耳部结构等引起不同临床表现的有症状的神经梅毒。

据上，正如其他类型梅毒的确诊、与其他疾病的鉴别诊断以及梅毒治疗后的疗效随访需要抽血完善梅毒螺旋体血清学试验（如TPPA或TPHA等）和非梅毒螺旋体血清学试验（如RPR或TRUST或VDRL等）一样，神经梅毒的诊断、鉴别诊断以及疗效的随访不仅需要先抽血完善上述检查首先明确是否存在梅毒螺旋体感染，还需要入院行腰椎穿刺完善脑脊液常规检查（主要明确患者脑脊液中有核细胞计数情况）、脑脊液生化检查（主要明确患者脑脊液中蛋白浓度变化）以及脑脊液梅毒相关抗体筛查（如特异性抗体TPPA或TPHA以及非特异性抗体RPR或TRUST或VDRL等两大类），以进一步明确是否存在神经梅毒以及感染状态。

那么到底哪些类型或者说有哪些临床表现的梅毒患者需要入院行腰椎穿刺完善脑脊液梅毒相关筛查呢？

第一类是有相关神经系统损害及临床表现且查血提示存在梅毒螺旋体的感染者（即查血TPPA或TPHA阳性，且RPR或TRUST或VDRL阳性的双阳性者）。第二类是虽然没有神经系统相关临床表现的梅毒确诊患者，但经规范驱梅治疗后多次复查非梅毒螺旋体血清学试验抗体滴度下降不明显或下降不达标或滴度变化反复需要排除是否合并无症状神经梅毒者。第三类是已经确诊神经梅毒，在规范化驱梅治疗后需定期复查和随访的患者。第四类是有条件完善相关检查的胎传梅毒患者。第五类是有条件完善相关检查的合并HIV感染的梅毒患者。

（杨戈）

问题26　梅毒复发可有哪些常见临床表现及实验室检测异常，需要如何治疗？

梅毒复发的原因一般包括两大类：第一类是梅毒螺旋体的再次感染。初次感染梅毒螺旋体后，短时间内患者机体不足以产生保护性抗体，加之后期产生的抗体也不会出现持久的保护力，不能完全避免再次感染梅毒螺旋体。因此，在初次感染梅毒螺旋体后，即便规范化治疗后疾病治愈，若再次发生感染梅毒螺旋体的高危行为，仍可再次感染梅毒螺旋体，导致疾病的复发。第二类是由于患者治疗药物种类不规范，或治疗间隔及周期不规范，或对不同药物治疗反应的差异性等原因，导致患者体内初次感染的梅毒螺旋体在治疗后潜伏起来，未被全部杀灭和清除，在治疗结束一段时间后，出现残存梅毒螺旋体再次大量繁殖，即梅毒复燃。

上述两大类原因导致的梅毒复发，临床表现和应对治疗有所不同。由梅毒螺旋体再次感染引起的复发，临床表现可能与初次感染的临床表现相似或完全不同，也可能由于体内存在一定保护性抗体使得临床表现较初次感染轻微。此类复发患者临床表现以常见的梅毒表现类型为主，比如一期梅毒的硬下疳表现，二期梅毒的皮肤、黏膜损害，以及无临床表现的潜伏梅毒表现等。在实验室检测方面，患者可出现非梅毒螺旋体血清学试验（如RPR或TRUST或VDRL等）由阴性转为阳性，或滴度上升超过最近一次复查滴度的4倍及以上（如由1∶2上升至1∶8）。在治疗上和初次感染梅毒患者的治疗相同，根据患者不同分期和类型进行驱梅治疗，如对于青霉素不过敏者常采用苄星青霉素治疗，治疗后仍需按要求随访，并及时通知性伴侣，完善相关检查和治疗。一般均建议同时完善HIV筛查。对于没有再感染的梅毒复发患者，临床表现和实验室检测变化分为两大类。第一类是血清复发，患者没有梅毒相关临床表现，但非梅毒螺旋体血清学试验由阴性转为阳性或滴度较前次升高4倍及以上；第二类是临床复发，即患者不仅有近期梅毒相关临床表现的复发，实验室检测又有上述血清复发表现。此类临床复发患者主要是体内梅毒螺旋体感染的复燃，一般不会再次出现一期梅毒硬下疳表现，这与梅毒螺旋体再次感染者不同。以此类二期梅毒复发者为例，其临床表现与初次感染者不同，梅毒的皮肤、黏膜损害数目相对较少，皮损形态相对奇特，常呈环状或弓形、弧形等改变。在治疗上，无论是血清复发还是临床复发，均需首先排除再感染情况。在确定非再感染情况下，还要排除神经梅毒可能，排除神经梅毒后应加倍药物剂量复治（治疗2个疗程，疗程间隔2周）。治疗后随访和对性伴侣的处理同前述。

（杨戈）

问题27 妊娠期梅毒患者应注意什么？

第一，鉴于梅毒对优生优育的影响，夫妻双方在婚前、备孕前及女方孕期等均应自觉自愿完善梅毒及HIV筛查，以便及时发现可能存在的感染，积极规范化治疗，减少对夫妻双方及优生优育的影响。

第二，对妊娠期新诊断梅毒及有既往梅毒感染证据的孕妇，应积极规范地驱梅治疗和疗后随访。对青霉素不过敏者，妊娠期梅毒患者应积极采用苄星青霉素肌内注射治疗，每周1次，共3次。治疗后患者需要每月做1次非梅毒螺旋体血清学试验，及时评估抗体滴度变化趋势，以观察有无复发及再感染。既往我国梅毒诊疗指南要求妊娠期梅毒患者需要在妊娠前3月和妊娠末3月各进行1个疗程上述驱梅治疗，但我国2020年版梅毒诊疗指南提出，妊娠期梅毒患者仅需1个疗程的上述驱梅治疗，且任何时刻只要发现未经正规治疗的孕妇梅毒，均需及时治疗。如孕妇对青霉素过敏，目前尚无最佳的替代治疗方案，有研究显示头孢曲松可用于治疗孕妇梅毒并能阻断胎传梅毒，因此可在无头孢曲松过敏史的情况下谨慎选用头孢曲松，但仍需要注意头孢曲松与青霉素可能存在的交叉过敏反应。

第三，需谨慎采用红霉素等大环内酯类药物行驱梅治疗。目前我国梅毒螺旋体对大环内酯类药物普遍耐药，因此必须在确保无耐药情况下（如对梅毒螺旋体耐药相关基因进行检测）才使用红霉素治疗梅毒，且在治疗后应加强临床和血清学随访。红霉素不能通过胎盘，因此对胎儿无治疗作用，故其新生儿出生后也要进行评估和治疗。在停止哺乳后，患者还要采用多西环素复治。

第四，治疗后除了规范开展对梅毒的疗后随访外，在妊娠过程中还应规范、定期完善相关产前检查，以及时评估和干预梅毒螺旋体感染可能对胎盘功能、胎儿生长发育造成的影响。

第五，需积极筛查有无合并其他性病，以便及时治疗，减少对夫妻双方及优生优育的影响。

第六，妊娠期梅毒患者所生新生儿，需要及时评估是否患有胎传梅毒，后者一旦确诊需要规范化驱梅治疗。即便新生儿分娩后尚未发现梅毒感染证据，亦需定期抽血复查梅毒相关抗体，直至完全排除梅毒感染，如果新生儿在18月龄时梅毒血清学试验仍为阳性，则很大可能患有胎传梅毒。

那么，胎传梅毒患儿的治疗和随访应注意什么？

早期胎传梅毒和晚期胎传梅毒的治疗有所不同。早期胎传梅毒的治疗，需首先区别患儿有无脑脊液异常。对于脑脊液异常的早期胎传梅毒，对青霉素不过敏者，推荐采用青霉素按照患者体重计算剂量后静脉给药治疗，出生后7天以内的新生儿每12小时1次，出生后7天以上的新生儿每8小时1次，总疗程10～14天；或采用普鲁卡因青霉素肌内注射治疗，每天1次，疗程 10～14天。为保证治疗效果，治疗期间如果错过了1天的治疗，则必须重复整个疗程。对于脑脊液正常的早期胎传梅毒，推荐采用苄星青霉素按照患者体重计算剂量后单次臀部肌内注射治疗。对无条件检查脑脊液者，可按脑脊液异常者治疗。对青霉素过敏者，目前尚无最佳替代治疗方案，可在无头孢曲松过敏史的情况下选用头孢曲松，每天1次肌内注射，连续10～14天，但要注意与青霉素可能的交叉过敏反应。而晚期胎传梅毒（即2岁以上患儿）治疗方案未进一步区别脑脊液是否异常，若青霉素不过敏者，均推荐普鲁卡因青霉素按照患者体重计算剂量后肌内注射，连续10天为1个疗程（对较大儿童的青霉素用量，不应超过成人同期患者的治疗量）。对青霉素过敏者，目前尚无最佳替代治疗方案，可在无头孢曲松过敏史的情况下选用头孢曲松，如头孢曲松每天1次肌内注射，连续10～14 天，但要注意与青霉素可能的交叉过敏反应。8岁以下儿童禁用四环素类药物。

在随访方面，胎传梅毒患者即便在经足量、规则治疗后，仍需定期随访观察，评估治疗后疗效，包括患儿全身体格检查和复查非梅毒螺旋体血清学试验滴度（如TRUST或RPR或VDRL等滴度）。对于可能患有梅毒的婴儿（尤其是生母患有梅毒且未得到充分治疗者），其出生时临床表现良好且实验室检测评估完全阴性者，可在确保密切随访的前提下，采用单次肌内注射苄星青霉素的替代治疗，前3个月每月进行非梅毒螺旋体血清学试验检测，随后6个月进行复测，如果抗体滴度升高或在6个月时变为阳性，则开始相应驱梅治疗。血清反应阳性的婴儿应每隔2~3个月进行1次非梅毒螺旋体血清学试验（如TRUST或RPR或VDRL等）滴度检测，直到检测转为阴性或抗体滴度下降至1/4及以下（如从1：64下降到1：16）。在未感染和成功治疗的婴儿中，上述检测滴度通常在6个月时转为阴性。被动获得的梅毒抗体可能持续时间更长，可在15个月左右，可能需随访至18月龄。同样的非梅毒螺旋体血清学试验也应该用于监测母亲和婴儿的抗体滴度。如果TRUST或RPR或VDRL等在患儿6~12个月仍有阳性反应，或者如果梅毒抗体滴度升高，应重新评估婴儿的临床情况（包括全血计数、腰椎穿刺、长骨X线片和其他临床指示的检查），以便明确诊断和早期治疗。

（杨戈）

问题28　梅毒合并HIV感染会相互影响吗？梅毒合并HIV感染的处理注意事项包括哪些？

虽然梅毒和HIV感染是由不同病原体感染引起的传染病，但两者在疾病感染高危人群、疾病传播途径、危害性以及疾病诊断等诸多方面具有相似性，且对社会公共卫生影响巨大，因此两者同时感染备受关注。

从疾病的相互影响而言，梅毒和HIV感染可明显相互影响和相互促进。第一，从患者的易感性而言，两者相互促进共同感染。相同的高危行为可能导致高危人群同时感染梅毒螺旋体和HIV。罹患梅毒，尤其是伴有溃疡皮损的梅毒患者，由于局部组织和免疫靶细胞（如$CD4^+T$淋巴细胞）的暴露更易感染HIV。HIV感染个体，由于抵抗力降低，对梅毒的易感性可能增加，合并罹患梅毒的风险增加。因此，梅毒螺旋体和HIV混合感染者并不少见。第二，从患者病程变化和预后而言，梅毒和HIV感染可相互促进对方病程加快进展，影响预后。在感染HIV后，由于免疫系统逐渐被HIV破坏，可使梅毒病程发生变化，主要表现为病程进展加快、皮肤和黏膜损害不典型、眼部损害发生率增加、早期神经梅毒发生率增加等，较未感染HIV的梅毒患者更易出现三期梅毒损害，影响患者器官与系统功能，甚至危及患者生命。对于HIV感染者而言，若同时感染梅毒螺旋体，那么后者作为病原体可能刺激HIV大量合成，加快HIV病程，可能严重影响患者寿命和生活质量。因此，及早发现疾病的存在尤其是共同感染的存在显得尤为重要。第三，两者的共同感染还可能影响两者随访指标的监测。HIV感染可使患者梅毒抗体检测结果发生异常变化。在HIV感染早期，由于参与机体抗体合成的B淋巴细胞多克隆性增多，患者梅毒相关抗体滴度可增高，甚至突破常规检测上限（如TRUST或RPR或VDRL滴度≥1：256）；在HIV感染晚期，由于免疫系统被大量破坏，机体无法合成足够多的相应抗体，导致梅毒抗体检测可呈阴性（即假阴性）。此外，合并HIV感染的梅毒患者治疗后，梅毒抗体滴度下降较慢。对于HIV感染的患者而言，若合并梅毒，由于梅毒螺旋体在体内对病毒合成的影响，可能使HIV病毒载量升高，或治疗后HIV病毒载量控制欠佳，或影响HIV感染CD4$^+$T淋巴细胞的恢复。上述这些变化可能影响对梅毒和HIV感染治疗后疗效的判断以及治疗药物的调整。

专家总结

梅毒合并HIV感染使两个疾病互相影响，可能加重对患者的损害，因此，我国相关诊疗指南均推荐梅毒及HIV同时筛查，以便及早发现、及时干预，减少疾病传染性，阻断疫情向普通人群扩散。

鉴于梅毒合并HIV感染对两病易感性、病程、预后以及监测指标等诸多方面的相互不利影响，且两病在疾病高危人群和传播途径方面的相似性，梅毒合并HIV感染的处理需要注意以下几方面：

第一，共同感染筛查方面。所有梅毒患者建议同时筛查HIV，所有HIV感染者应做梅毒血清学筛查，以便及时发现共同感染患者，及时、准确评估疾病状态、病程特点，制订个体化治疗方案。

第二，疾病诊断方面。若发现患者既往感染HIV，常规梅毒血清学检查可能无法确定诊断时，可手术取患者皮损活检通过免疫荧光染色或免疫组化染色或镀银染色查找梅毒螺旋体，以确定是否合并梅毒螺旋体感染。

第三，对神经梅毒的筛查方面。尽管现有的研究和理论对梅毒螺旋体感染合并HIV感染后是否增加神经梅毒的可能性尚有争议，但是许多学者还是建议对所有梅毒合并HIV感染者均行腰椎穿刺检查脑脊液以排除神经梅毒的可能。

第四，疾病治疗方面。虽然对梅毒患者合并HIV感染是否需要加大剂量或增加疗程治疗尚有争议，但对于不能排除神经梅毒的一期、二期及潜伏梅毒患者，建议采用神经梅毒治疗方案来进行治疗。

第五，疾病监测和随访方面。鉴于梅毒合并HIV感染对两病病程、预后以及监测指标的相互不利影响，更需对共同感染患者进行密切监测及定期随访。因共同感染可累及多个重要脏器，多数患者临床表现复杂且较为严重，因此需要综合性诊疗，建议开展多学科协作诊疗，即联合皮肤科或皮肤性病科、感染科、神经科、精神科、眼科、重症医学科、医学检验科、影像科等多学科专家为患者制订科学、合理、规范、个性化的诊疗方案。

第六，性伴侣处理方面。严格按照梅毒患者性伴侣处理原则和HIV感染性伴侣处理原则，做到：①及时通知性伴侣评估感染风险，必要时预防性治疗；②进行疾病筛查，并定期复查（以排查初次筛查还处于检测"窗口期"患者），以便及时发现感染；③若发现已经感染，及时治疗和随访，尽量避免和减少病原体向普通人群扩散。

（杨戈）

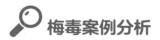

梅毒案例分析

青年男性患者，务工人员，因发现"手足起红斑、丘疹伴脱屑2周"到某省级医院皮肤科就诊。经接诊医生仔细询问病史，发现患者在起病前1月曾有婚外性行为，未使用安全套。因外出务工，患者配偶近期未和患者住在一起，与患者无性接触。患者自诉皮损瘙痒不明显，亦无其他不适，未引起重视，曾自行在药房买"癣药"外用，疗效欠佳，遂到医院就诊。患者皮肤损害如图10及图11。

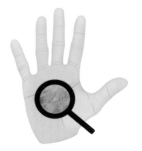

图10 患者手部皮损概念图
（杨戈供图）

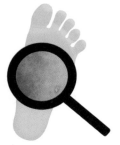

图11 患者足部皮损概念图
（杨戈供图）

接诊医生完善患者皮损真菌检查及抽血查TPPA及RPR后，发现该患者皮损真菌检查阴性，TPPA阳性，RPR1∶32阳性，结合患者病史、临床表现及实验室检查，明确诊断为"二期梅毒"。青霉素皮试阴性后，给予苄星青霉素治疗，每周1次，共2次，嘱患者定期复查RPR及通知配偶及近期性伴侣完善梅毒抗体TPPA及RPR筛查。告知患者避免以后发生高危性行为。患者配偶TPPA及RPR筛查均为阴性，3个月后复查亦为阴性。近期性伴侣已无法联系。在治疗后，该患者皮损逐渐消退。在随访过程中，患者RPR滴度于治疗后第9个月转阴，随访2年无复发。

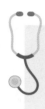

参考文献

[1]张学军.皮肤性病学[M].6版.北京:人民卫生出版社,2004.

[2]王千秋,张国成.性传播疾病临床诊疗指南[M].上海:上海科学技术出版社,2007.

[3]中国疾病预防控制中心性病控制中心.性传播疾病临床诊疗指南(节选1)[J].国际流行病学传染病学杂志,2008,35(4):221-228.

[4]严红萍,王燕婷,程燕春,等.梅毒患者吉海反应研究进展[J].中国皮肤性病学杂志,2020,34(11):1337-1340.

[5]侯存军,李中伟.妊娠梅毒与先天梅毒[J].国际流行病学传染病学杂志,2013,40(2):136-138.

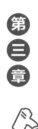

病毒感染——尖锐湿疣

问题29　什么是尖锐湿疣?

尖锐湿疣,又称为生殖器疣 (genital wart) ,是由HPV感染引起的以皮肤、黏膜疣状增生性病变为主的性病。多发生于生殖器、肛门或肛周部位的皮肤、黏膜上,也可累及腹股沟或会阴等区域。疣体数量可为单发或多发,外观形态可呈扁平状、圆顶形、菜花状、丝状、蕈状、带蒂、脑回状、疣状或分叶状等(如图12)。皮损颜色各异,可以是白色、肤色、红色、紫罗兰色、棕色或色素沉着过度等。肛门生殖器部位的疣体通常触之柔软,直径小则1毫米,大则可在数厘米以上。疣体通常无症状,但偶尔也可引发瘙痒。尖锐湿疣也可发生于肛管,通常表现为小的平顶状至球状丘疹。泛发性尖锐湿疣可导致肛门生殖器区域外观显著损毁,甚至可能影响排便。尿道部位的疣体可能导致尿道出血,罕见情况下还会导致尿路梗阻。

尖锐湿疣还会对患者造成心理

图12 肛周部位尖锐湿疣概
念图 (杨戈供图)

影响，尖锐湿疣患者常有病耻感、社交孤立、焦虑、抑郁、恐惧和内疚感，还会担忧未来生育和癌症风险。对性伴侣的情感影响也很大，会引发家庭矛盾。该病容易复发，需长时间反复治疗，严重影响患者的生活质量。

肛门生殖器HPV感染几乎都是通过性接触传播。病毒通过微小擦伤侵犯表皮基底层细胞，HPV感染后可进入潜伏期，没有体征或症状。在发生尖锐湿疣的患者中，潜伏期通常为2~18个月，平均3个月。

HPV感染是全球最常见的性病之一，HPV已与人类共存数千年，人类是它的原始宿主和储存宿主。大多数人一生中都将经历HPV感染，所以HPV感染相当常见。绝大多数尖锐湿疣由HPV 6型和11型引起。研究显示HPV可以长期低拷贝表达于基底细胞中，并可以逃逸机体的免疫监视，而免疫抑制状态可以触发HPV的重新激活。在通过性行为接触HPV后，大多数人将在1年内检测出。大多数免疫正常的人，生殖器感染仅为暂时性，持续1~2年，并不引起后遗症，少数人即使免疫能力正常感染也可持续。而少部分HPV持续感染者可进展为癌。宫颈和肛门直肠的皮肤、黏膜移行带是发展成癌的高风险部位。即使肉眼可见的疣体消退后，HPV感染可能仍持续存在，免疫抑制、机械刺激、炎症、损伤及其他细胞内外因素均会影响潜伏感染细胞中的病毒拷贝数，可能导致疣体复发。

专家总结

感染了HPV后绝大部分人为潜伏感染，少部分人表现为尖锐湿疣。大多数尖锐湿疣均是良性病变，仅有少数会导致相应部位癌变，20%～30%的患者容易复发，但大部分导致尖锐湿疣的HPV感染可在2年内被清除。性接触传播为其主要传播途径。

HPV在体外生存能力强吗？

HPV对外界的抵抗力相对较强，病毒耐寒不耐热。在干冰温度下（-70摄氏度）和液氮（-196摄氏度）温度下可长期保持其传染性。在-20摄氏度的环境中可存活数月，在干燥环境中也可存活较长时间，在室温条件下可存活几天。病毒在55～60摄氏度时即发生变性，几分钟至十几分钟即被灭活，在100摄氏度时几秒钟内即可灭活。通常大部分的消毒剂如过氧化氢（双氧水）、高锰酸钾、漂白粉、过氧乙酸、次氯酸盐、甲醛、乙醇、甲醇等都可以杀灭存活于体外的HPV，被污染的衣物及物品可用上述消毒剂浸泡或煮沸消毒。

（穰真）

问题30　除了尖锐湿疣，HPV还可以引起其他什么病？

　　HPV一般只感染人类。目前可检测出的HPV有200多种亚型，可分为嗜皮肤类和嗜黏膜类。嗜皮肤类：某些HPV亚型偏好感染皮肤上皮，如跖疣、寻常疣、扁平疣和屠夫疣（发生在肉类、禽类和鱼类处理者中的寻常疣）。HPV 1、2、4型与跖疣和寻常疣相关，HPV 3型和10型与扁平疣相关，屠夫疣常与HPV 7型和2型有关。嗜黏膜类：一些HPV亚型偏好感染肛门生殖器角质化皮肤和黏膜。常见感染部位包括：阴茎、阴囊、会阴、肛管、肛周区、阴道口、外阴和宫颈。HPV感染可引起多种类型的皮肤病，这里仅展示寻常疣的皮肤镜改变，可见淡棕黄色背景下明显乳头状增生，部分乳头状增生中央可见点球状血管结构（如图13）。

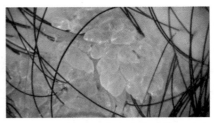

图13　头皮部位寻常疣的皮肤镜下改变
（杨戈供图）

　　感染不同亚型HPV时，肛门生殖器疾病的表现也不同。最常见的是尖锐湿疣，其次，HPV感染可导致宫颈癌。宫颈癌是全球四大女性癌症之一，绝大多数宫颈癌患者被证实有HPV感染。

其他与HPV感染相关的疾病还包括外阴和阴道癌、肛门癌、口咽癌、阴茎癌及其癌前病变等。HPV也可感染其他黏膜表面，例如HPV 16型可感染口腔黏膜，HPV 6型和11型可感染呼吸道黏膜，引起复发性呼吸道乳头瘤病，尤其是在婴幼儿中。在皮肤比较常见的疾病中，鲍恩病和疣状表皮发育不良也与HPV感染相关，可从病变中分离出多种HPV亚型。

（穰真）

问题31 | **为什么HPV要分为低危型和高危型？HPV感染除了诱发宫颈癌，还可能诱发哪些恶性肿瘤？**

　　HPV的生物学已经被深入研究，其与恶性肿瘤的关系已经明确。HPV致癌性又与其型别相关，所以我们把HPV分为高危和低危型。HPV 6型和11型是最常见的低危型HPV，常引起HPV的潜伏感染或尖锐湿疣。HPV 16型和18型是在宫颈癌患者中最常分离出的高危型病毒型别。其中HPV 16型见于50%左右的宫颈癌患者，HPV 18型约占20%，HPV 31、33、45、52、58型占19%左右。

　　高危型HPV： 高危型HPV主要引起外生殖器癌、宫颈癌及高危型外阴、宫颈上皮内瘤变和其他部位恶性病变。主要型别有HPV 16、18、26、31、33、35、39、45、51、52、53、56、58、59、66、68、73、82型等。

低危型HPV： 低危型HPV主要诱发外生殖器和皮肤的尖锐湿疣以及外阴、宫颈上皮内瘤变和其他部位的疣类病变。其型别主要有HPV 6、11、40、42、43、44、54、61、70、72、81、83型等。

尖锐湿疣的分型检查也对患者的预后及随访有指导意义。一方面明确感染病毒的亚型和是否存在多种病毒亚型感染，另一方面若发现伴有高危型HPV感染，则需长期随访。若女性外生殖器部位发现高危型HPV感染，应建议本人做宫颈HPV分型检查，或性伴侣做外生殖器HPV分型检查（有外生殖器尖锐湿疣的女性，可能伴有宫颈部位尖锐湿疣；男性外生殖器尖锐湿疣也会通过性活动的方式将HPV传播到女性的宫颈）。这样的分型检查策略有利于临床医生对外生殖器尖锐湿疣患者进行治疗和管控，也有利于女性宫颈癌的防治。

那HPV感染除了诱发宫颈癌，还可能诱发哪些恶性肿瘤？

HPV感染除了诱发宫颈癌，还可以诱发外阴和阴道癌、肛门癌、口咽癌等。

外阴和阴道癌： 外阴和阴道癌在全球均不常见。与宫颈癌不同，外阴和阴道癌并非都与HPV感染有关。据报道，HPV感染导致的病例在外阴癌中占29%～43%，相比HPV阴性的外阴和阴道癌，HPV相关者发病年龄更小。

肛门癌： 肛门癌在全球普通人群中相对少见，HPV 16型和18型引起近90%的肛门癌和肛门癌前病变。肛门癌在女性中的发病率高于男性，但在男男性行为者中发病率特别高，尤其是HIV感染者。

口咽癌： 与阴茎癌和外阴癌一样，口咽癌包括两大类疾病，即HPV相关性和非HPV相关性。HPV相关性口咽癌主要见于口咽、舌根及扁桃体。HPV也与喉癌有关。与非HPV相关性口咽癌相比，HPV相关性口咽癌发生于更年轻的人群，并且与性病危险因素相关。相比之下，非HPV相关性口咽癌主要与饮酒和吸烟相关，并且常有$p53$基因突变。

（穰真）

问题32　尖锐湿疣为什么容易反复发作？

尖锐湿疣容易复发的原因较多，归纳与以下因素有关：

1.病毒感染特性

尖锐湿疣是由HPV感染引起，HPV一旦感染宿主，很容易整合到人的皮肤、黏膜细胞里，并长期潜伏下来。HPV在人类的皮肤、黏膜细胞内不断繁殖传代，而人类的皮肤、黏膜细胞会保护它们免受机体免疫系统的识别和攻击。在治疗中采取局部物理治疗或者外用药物的方法，不容易把局部皮肤、黏膜的感染细胞完全清除，为病毒的后期复发留下隐患。所以HPV感染很顽固，它的清除也比较困难。

2.宿主的免疫力

HPV感染和宿主免疫力有很大的关系，如果免疫力足够好，会将病毒一直控制在基本上不复发的程度，并最终完全从体内清除。但如果宿主免疫力低下，HPV在皮肤、黏膜细胞内的繁殖就会加快，无法得到有效抑制，从而导致不断复发。患者合并其他性病，尤其合并HIV感染会显著降低宿主免疫力，导致HPV不断复发，久治不愈。患者长期使用具有免疫抑制作用的药物（激素或其他免疫抑制剂）治疗某些原发性疾病，会降低宿主免疫力，导致HPV感染反复。患者年老体弱、妊娠及有慢性消耗性疾病，如肿瘤、贫血、糖尿病等，都会降低抗病毒免疫能力。患者精神紧张、焦虑、思想压力过大、长期失眠、熬夜都会加重HPV感染复发。

3.病毒感染的部位

HPV喜欢生长在温暖潮湿的环境。男性的肛管、尿道（如图14），女性的阴道、宫颈相对密闭，局部温暖潮湿，不透气，最适合HPV的繁殖。所以上述部位HPV感染相比暴露部位更加严重，并且容易反复。

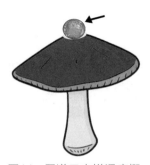

图14　尿道口尖锐湿疣概
念图（杨戈供图）

4.治疗方法

临床上治疗尖锐湿疣通常采取激光、电刀、冷冻的方法直接去除疣体。HPV感染范围并不仅仅限于尖锐湿疣肉眼可见的疣体，在周围皮肤、黏膜下都会有病毒潜伏感染。因而采用物理方法将疣体清除干净的同时，应当适当扩大范围，尽可能清除HPV潜伏感染病灶。即便如此，局部仍可能有病毒残存并导致日后复发，因此，有必要术后继续外用抗病毒药物抑制病毒复制。

5.性伴侣共治

尖锐湿疣的传播途径主要是性接触传播，所以当发现自身感染后，性伴侣也应当进行检查并治疗，否则可能导致双方不断的交叉感染。

6.生活

不要与他人共用私人物品，避免不洁性生活，有些患者在治疗的同时仍然有性生活，甚至不洁性生活，也是引起复发的原因之一。

（崔凡）

问题33　尖锐湿疣可以发生癌变吗？

得了尖锐湿疣，患者往往谈之色变，除了性接触传播，更多人担心其会癌变，尤其女性宫颈高危型HPV持续感染与宫颈癌有关系。临床中，尖锐湿疣理论上可能会癌变，但癌变概率很低。

若患者尖锐湿疣为低危型HPV感染，如HPV 6、11型等，在积极配合医生进行治疗的情况下，病毒可以完全清除，一般不会癌变。若患者尖锐湿疣为高危型HPV感染，如HPV 16、18、30、31、33、35、39型等，在长期不治疗的情况下，则有发生宫颈癌、口腔癌等潜在风险。患尖锐湿疣如果没有定期进行检查，尤其女性在感染尖锐湿疣初期一般是很难发现的，往往在病情严重时才察觉，这样就容易增加癌变的风险。研究表明，大部分尖锐湿疣患者一般在病情发展到10年左右癌变的概率才会有所增加。如果拖延不治，或者久治不愈的免疫力低下患者，尖锐湿疣容易发展成巨大型，这就相对容易发生癌变。

因此，一旦感染尖锐湿疣，应立即到正规医院就诊，接受治疗，做到早发现、早治疗，尽快控制症状，最大限度地预防癌变。治疗期间需禁止性生活，建议对配偶或其他性伴侣进行筛查，如果感染，应该共同治疗，这样就能极大地减少和预防尖锐湿疣癌变的可能。

（崔凡）

问题34　尖锐湿疣可以通过哪些途径感染和传播？什么人容易得尖锐湿疣？

1.尖锐湿疣感染和传播的途径

尖锐湿疣虽归属于性病，但其感染和传播并非均通过性接触。因此，正确认识尖锐湿疣的传播途径具有重要的意义。尖锐湿疣的传播途径通常有三种：

（1）性接触传播

尖锐湿疣主要是通过性接触传播，HPV主要存在于尖锐湿疣患者以及一些没有临床症状的HPV携带者的皮肤、黏膜中。如果和这些含有HPV的皮损接触，而自身的皮肤表面又有微小的破损或者裂隙，对方的HPV就可能进入到自身的皮肤。当含有比较大量病毒颗粒的表皮细胞或者胶原蛋白进入的时候，自身细胞黏膜就有可能被感染而发病。

（2）间接接触传播

少数人是通过间接接触感染尖锐湿疣。比如尖锐湿疣患者的内裤、日常生活用具，包括毛巾、便盆、马桶盖、坐便器等，如果被HPV沾染，其他人与之密切接触，也有可能感染尖锐湿疣，但这种情况相对比较少见。

（3）母婴传播

母亲如果感染了HPV，在分娩的过程中，胎儿经过产道，或者在出生后患儿与母亲亲密接触，都有可能被感染。

2. 容易得尖锐湿疣的人群

（1）性生活混乱

绝大部分成年人感染尖锐湿疣都是通过性接触传播，因而性生活活跃、混乱的人群更容易感染尖锐湿疣。要避免尖锐湿疣的感染，就应当洁身自好，杜绝高危性行为。如果性伴侣患有尖锐湿疣，在其疾病治愈之前应避免性行为。临床治愈后，在HPV完全转阴之前一定要采取安全措施，注意防护。

（2）卫生状况不好

由于HPV在自然环境中有一定的存活力，所以接触了被尖锐湿疣患者病变处体液污染的物品（如床单、被套、马桶等）也有可能通过间接接触感染。因此，长期住宾馆的人，如果对卫生状况不放心，可以自备床单、被套、毛巾等贴身物品，使用一次性马桶垫圈，尽量不使用酒店的浴缸泡澡。

（3）免疫力低下

部分年老体弱的人、孕妇、有慢性消耗性疾病以及长期接受免疫抑制治疗的患者，通常会伴有免疫力低下。而这类人如果在生活中直接或间接接触到HPV，就会比健康人更容易感染，并发展为尖锐湿疣。

（崔凡）

问题35　尖锐湿疣的潜伏期有多长？发病后有哪些常见的临床表现？

患者感染HPV后一般要经过一定的潜伏期，才会有尖锐湿疣的临床表现。尖锐湿疣的潜伏期个体差异大，一般为2~18个月，平均为3个月。如果尖锐湿疣在潜伏期，通常是不太容易被察觉的，患者一般没有不适的感觉。

潜伏期长短与个体局部免疫力相关。局部免疫力好的患者可能病毒潜伏时间更长，甚至只是亚临床感染，不发展为尖锐湿疣。免疫力低下的患者，潜伏期可能较短，并很快进展为尖锐湿疣。男女之间也可能存在差别，一般女性的潜伏期通常比较短，而男性潜伏期一般比女性的潜伏期长。同时尖锐湿疣潜伏期的长短与患者发病部位的局部环境是有明显关系的，如果患部个人清洁度差、局部潮湿、分泌物比较多，则尖锐湿疣会更快发作，潜伏期会短一些，反之则潜伏期略长。

尖锐湿疣是HPV，也就是我们常说的HPV感染所致的以皮肤、黏膜增生性病变为主的疾病。因为尖锐湿疣绝大部分发生于生殖器、肛门或肛周的皮肤、黏膜上，而且主要的传播途径是性接触传播，所以尖锐湿疣是一种历史悠久又十分常见的性病。由于对性病的恐惧，而尖锐湿疣常发生于肛门、生殖器部位，所以人们常常对于这些部位发生的皮疹十分不安，非常担心这些皮疹是尖锐湿疣。很多患者甚至化身"医学专家"，四处查找尖锐湿疣的临床表现，来自己诊断或排除这个疾病。由于对医疗信息理解得不完全，而且人们最常接触信息的渠道——网络又充斥着大量的虚假信息，患者自己往往把肛门、生殖器上所长的皮疹误诊为尖锐湿疣。那么我们就在这里给大家一一介绍尖锐湿疣的常见临床表现有哪些。

1.发生部位

男性多见于龟头、冠状沟、系带、尿道口、阴茎体、阴囊等部位。女性多见于大小阴唇、阴蒂、尿道口、阴道口、阴道壁、宫颈等部位。两性均可发生于肛周、肛管和直肠。偶可见于外阴及肛周以外的部位，如腹股沟、口腔、指缝、趾缝等。

2.自觉症状

通常尖锐湿疣的皮疹无明显自觉不适感，也就是常说的不痛不痒。少数患者是可以有瘙痒感的。由于皮疹部位的原因，部分患者还可能出现压迫感或异物感，也可能因为生长皮疹后皮肤、黏膜脆性增加，进而出现破溃、浸渍、糜烂、出血，继发各种感染后还可能出现恶臭。

3.典型临床表现

在起病初期，皮疹是发生在局部的细小丘疹，约半粒米大小，随着时间发展而逐渐增多或增大，或向周围扩展、蔓延，进而发展为典型的乳头状、菜花状、鸡冠状或团块状赘生物（如图15）。皮疹可以是单独发生一粒，也可以一开始就发生于多处，发生多粒。皮疹的颜色也可以有多样。可以从粉红到深红色，可以是灰白色，也可

图15　肛周部位尖锐湿疣概念图（陈学军供图）

以是棕黑色。在部分免疫力低下或者妊娠的患者，尖锐湿疣可迅速发展，形成较大的疣体，甚至累及整个外阴、肛周以及腹股沟，称为巨大尖锐湿疣。

4.不典型临床表现

部分可表现为丘疹状，即皮疹为圆形或半球形的突起，表面没有菜花状的凹凸不平，大小一般不超过绿豆大小。还有一部分表现为扁平状，即皮疹稍高于皮面，表面可有玛瑙纹蜡样光泽，有时伴有轻微刺痛。扁平状皮疹容易被忽略。此外，还有一类称为亚临床感染或潜伏感染。亚临床感染就是指虽然该处皮肤、黏膜感染了HPV，仅凭肉眼观察这部分皮肤、黏膜是正常的，但通过辅助检查，如醋酸白试验、病理检查、阴道镜、电子肛肠镜、皮肤镜等，可能发现异常。潜伏感染是指虽然该处皮肤、黏膜感染了HPV，上述辅助检查均为阴性，但使用HPV核酸检测可有阳性发现。事实上，亚临床感染或潜伏感染可能是尖锐湿疣最常见的存在形式，也是病情反复、复发率高的原因之一。

这样看来，尖锐湿疣的临床表现其实也是多种多样的。而且在临床真实情况中，尖锐湿疣的临床表现并不是长期保持一种状态，而是多重临床表现同时存在或逐渐进展。可能感染早期是潜伏感染，逐渐发展为亚临床感染，因此，一般患者是没有临床表现的，病情常常被忽略。亚临床感染再进一步发展，就可能出现肉眼可见的皮疹了，进入临床感染阶段。临床感染早期可能出现针头至绿豆大小的突起，也不伴随特殊不适感，比较警惕的患者可能在此时选择就医了。如果此时病情进一步发展，这样的小突起变大了，或者变多了，往往这个时候是大部分患者选择就医的时候。还有一部分比较粗心的患者，此时仍未引起重视，皮疹数目就进一步增多，范围增大，而且部分表面出现菜花样外观，部分颜色逐渐发生转变，部分融合成片，部分甚至出现巨大尖锐湿疣。所以有的患者在就诊时可能只有一种类型的皮疹，而有的患者有多种类型的皮疹。

专家总结

尖锐湿疣的临床表现虽然是多种多样的，但仍然有依据可循。这就需要临床医生拥有火眼金睛以及丰富的临床经验，结合实验室检查，充分鉴别诊断，综合分析，才能给出正确的答案。

（崔凡/王超群）

问题36　诊断尖锐湿疣常用的实验室检查包括哪些？

尖锐湿疣的病原体是HPV，主要发生于性活跃的人群，是一种十分古老又十分常见的疾病。因为尖锐湿疣绝大部分发生于生殖器、肛门或肛周部位的皮肤、黏膜上，性接触传播是主要的传播途径，所以尖锐湿疣也是一种常见的性病。因此在怀疑可能患有尖锐湿疣时，如何通过实验室检测方法来证实呢？下面就来给大家介绍目前常见的实验室检测尖锐湿疣的方法。

1.醋酸白试验

采用3%～5%的醋酸溶液，浸润纱布后湿敷或棉签外涂于待检皮损处及周围皮肤、黏膜，等待3～5分钟观察，如涂抹区域皮肤或皮疹上见到均匀一致的变白区域，则判定为阳性反应。因为操作简便，并且对患者无创伤，醋酸白试验在临床上已经应用很多年了。但其实醋酸白试验并非尖锐湿疣的特异性试验，它的敏感性和特异性有限。如果涂抹的皮肤上有炎症、表皮角化或外伤等情况时，也可出现醋酸白试验阳性。因为这种阳性并不是感染HPV导致的，也就不是尖锐湿疣，所以这种阳性又称为假阳性。醋酸白试验阴性也不能排除尖锐湿疣。临床上仍然会遇到在典型尖锐湿疣检查阳性的损害中，有部分醋酸白试验为阴性。这种阴性称为假阴性。鉴于醋酸白试验可出现假阳性和假阴性，目前临床常将其应用于尖锐湿疣治疗及随访中可疑皮损的甄别。

2.皮肤镜

这是一种可以放大数十倍甚至百倍的皮肤检查放大系统，其功能和眼科用的检眼镜以及耳鼻喉科用的耳镜类似，是用来观察皮肤疾患的利器，可为我们提供方便的诊断与鉴别诊断依据。皮肤镜可以无创而且清晰地识别皮疹显微形态、增生的血管，特别是能识别肉眼无法识别的结构。国内外有较多的文献报道皮肤镜对微小尖锐湿疣病灶和不典型尖锐湿疣病灶的确诊率可在90%以上。研究发现，尖锐湿疣常见皮肤镜下表现包括以下几类：指状模式（对称、透明的细指状结构，粗细均匀，基底彼此独立，中心可见不规则的线状血管，见图16）、镶嵌模式（圆形扁平类病灶，似马赛克的结构上均匀分布的点状血管）、瘤状模式（簇集分布得短而圆的突起，直径和长度均相似）以及非特异性模式等。尖锐湿疣在皮肤镜下血管表现有点状、小球状或发夹状血管结构，也有部分病灶看不到血管表现。皮肤镜下，尖锐湿疣还可发现色素沉着和异常角化。此外，考虑到尖锐湿疣的疣体经一定浓度醋酸涂抹后，在皮肤镜下变白，血管结构几乎消失不见，这一现象有助于尖锐湿疣的诊断和鉴别。由于以上表现也并非尖锐湿疣的特异性表现，部分尖锐湿疣容易与生殖器部位的脂溢性角化病混淆。前庭乳头状瘤又称假性湿疣，也易被误诊为尖锐湿疣。虽然皮肤镜是无创性的，但为了防止有可能的交叉感染，建议当检测生殖器皮损时，用非接触式模

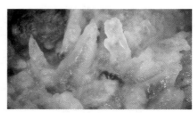

图16　尖锐湿疣皮肤镜下指状模式
（杨戈供图）

式或用恰当的物品如保鲜膜包裹镜头，避免镜头接触病变表面。

3.窥阴器、阴道镜、尿道镜、肛门镜和直肠镜

这几种均是针对不同部位，主要是腔道部位尖锐湿疣常用的辅助检查手段。这些检查方法可以使发生于非体表部位的尖锐湿疣如阴道、宫颈、尿道、肛门及直肠部位的尖锐湿疣更好地暴露，让医生观察到腔道部位里的疣体情况。阴道镜、尿道镜、肛门镜和直肠镜有放大镜功能，可以帮助诊断微小皮疹。对于有外阴皮损的女性患者，应尽量用窥阴器检查阴道和宫颈。对于有肛周尖锐湿疣的患者，应尽量行肛门镜和直肠镜检查。对于尿道口部位反复发生尖锐湿疣的患者，应行尿道镜明确是否存在深部尿道内尖锐湿疣。因此，遇到特殊部位的尖锐湿疣，必要时需请妇产科、泌尿外科和肛肠科等专家会诊，完善相应的检查。

4.病理学检查

除了通常所说的形态学检测，还包括免疫组化、分子生物学及基因检查等方面，目的是在细胞及组织层面发现器官、组织或细胞所发生的疾病状态。病理形态学的检查方法，首先是观察临床大体皮疹的病变状态，然后切取一定大小的病变组织，通常为指甲盖大小，制成病理切片，再通过显微镜进一步检查病变。显微镜下尖锐湿疣的皮疹呈现表皮乳头瘤样或疣状增生，在表皮浅层（颗粒层和棘层上部）可以观察到呈灶状、片状及散在分布的空泡化细胞。这种细胞体积大，细胞核深染，核周细胞胞质不

同程度的空泡化改变。部分皮损的颗粒层内可见到紫色包涵体颗粒。细胞的这些改变往往提示该细胞被病毒感染。但由于病理检查是有创性检查，需要手术切下病变组织，因此对于典型皮损，不是每一个都要行病理活检。但如果出现下列情况，需要进行病理活检：①临床诊断或醋酸白试验或皮肤镜检查均不能确定；②皮损不典型，例如肛周生殖器部位发生溃疡、色素沉着、硬化、与周围组织粘连等；③经正规治疗后效果不佳，容易复发或在治疗期间病情恶化；④巨大尖锐湿疣，需排除疣状癌；⑤需要与其他肛周生殖器部位疾病鉴别时，特别是与肿瘤性病变相鉴别时。对于免疫功能低下的患者（包括HIV感染者），尖锐湿疣的临床表现往往不典型，建议进行病理学检查。

5.核酸扩增试验

核酸扩增试验也是常说的PCR，是一种用于放大和扩增特定DNA片段的技术。PCR的最大特点是能将微量的DNA大幅增加。因此无论是皮肤、组织或血液，只要能分离出微量的DNA，就能用PCR加以放大，达到能被检测的剂量。PCR通过扩增HPV特异性基因，来检测皮损中是否含有HPV。该检查方法基本也是无创过程，但需要在相关机构认定的实验室开展。通过PCR，可直接发现HPV临床感染、亚临床感染以及潜伏感染状态的病灶。但我们知道，HPV感染和尖锐湿疣的发生其实是不能画等号的。皮肤的其他感染，如寻常疣、扁平疣、传染性软疣也是HPV感染后所患疾病，因此也可能得出HPV-PCR阳性结果，但它们在临床表现和临床分布上与尖锐湿疣有较大区别。而其他生殖器部位疾病，如鲍恩样丘疹病，临床表现也与尖锐湿疣相似，HPV-PCR也可能是阳性结果，但疾病病理表现以及发展进程与尖锐湿疣不尽相同。因此将PCR用于尖锐湿疣诊断时，应结合临床表现、其他实验室检查和传染病学特点综合分析。目前开展的HPV核酸分型检测所涉及的HPV亚型多以引起尖锐湿疣的HPV亚型为主。即使有明显的疣体消失，HPV的感染也可能持续存在，因此不建议将PCR阴性作为尖锐湿疣治愈的依据。

（王超群）

问题37　如何确诊患有尖锐湿疣？

由于我国民众通常对于性病的态度是既恐惧又想隐藏，患者往往背负着沉重的思想负担。因此尖锐湿疣的诊断需要十分慎重。那么如何确诊患有尖锐湿疣呢？诊断尖锐湿疣需要寻求传染源、传播途径、临床表现、实验室检查这几个方面的证据。

1.传染源

作为一种传染病，尖锐湿疣的病原体是HPV。HPV是一类双链DNA病毒。目前已鉴定出200多种HPV亚型，其中40多种亚型可通过性接触传播并感染肛门生殖器区。超过90%的尖锐湿疣是由其中的低危型HPV 6 型和11型引起的。而事实上，HPV感染人类已经有数千年的历史了。很多人的一生中都将经历HPV感染，所以HPV感染是一种常见情况。大部分的HPV感染是以亚临床感染和潜伏感染为主的。尖锐湿疣的传染源为感染了相关HPV亚型的患者。在感染者的生殖器皮肤、黏膜内含有较多的HPV，可通过性接触而传染给配偶或其他性伴侣。故患者有可能存在多个性伴侣，不安全性行为，或性伴侣感染史，或与尖锐湿疣患者有密切的间接接触史，或新生儿母亲为HPV感染者等情况。

2.传播途径

性接触传播是尖锐湿疣最主要的传播途径。在异性或同性性行为中，皮肤或黏膜接触均可使HPV传播给对方或彼此传播。如果母亲生殖道感染HPV，通过阴道分娩，可将HPV传播给新生儿。少部分患者可能通过间接接触传播。但总的说来，性接触传播仍然是最主要的传播途径。

3.临床表现

初次就诊的患者，往往是已经出现皮疹的临床感染者。典型的尖锐湿疣是较柔软的，粉红色，是菜花状或乳头状的赘生物，常见于潮湿的黏膜部位，如包皮内侧冠状沟、尿道口、小阴唇内侧、阴道口及阴道壁、宫颈、肛门及肛周，也可见于腹股沟、会阴等部位。部分尖锐湿疣可表现为丘疹状，大小一般不超过绿豆大小。还有一部分尖锐湿疣表现为扁平状，即皮疹稍高于皮面，表面可有特殊光泽。

4.实验室检查

临床怀疑尖锐湿疣时，可通过实验室检查证实。而医生选择检查的方式往往是先无创，后有创，以最简便、最有利于患者的方式来选择确诊尖锐湿疣所需的实验室检查。有时根据不同的病情，需要结合多种检查方式来确保诊断的严谨性和完整性。临床常用的检查方式包括醋酸白试验，皮肤镜，窥阴器、阴道镜、尿道镜、肛门镜和直肠镜，病理学检查，核酸扩增试验。其中各种腔道检查仪器能满足检查部位完整性，核酸扩增试验能分析所感染HPV的病毒亚型。事实上，每一种实验室检查都有其优点和缺点。没有一种完美的检查适合尖锐湿疣病情的每一个阶段。因此，实验室检查的选择就需要临床经验丰富的医生根据患者不同的病情，选择最适合的一种或几种方法来综合分析。

医生一般会询问患者是否有性行为情况，特别是有不安全性行为，或者其性伴侣有尖锐湿疣感染史，或者与尖锐湿疣患者有比较密切的接触史。如患者是新生儿，需要询问其母亲是否为HPV感染者以及新生儿的分娩方式。但临床上，仍有部分患者接触史不甚明了。然后观察尖锐湿疣的临床表现，如果已经出现典型临床症状，诊断相对容易。对不典型皮疹和特殊部位的病灶，需要借助辅助检查来明确。不典型皮疹可通过皮肤镜、皮肤病理、核酸扩增试验来判断。特殊部位皮疹需要通过各种腔道检查仪器检查。亚临床感染或潜伏感染可通过醋酸白试验、核酸扩增试验来判断。总的说来，每一个尖锐湿疣患者均需要根据传染源、传播途径、临床表现这几个方面来诊断，部分患者还需要借助实验室检查来诊断。

（王超群）

问题38　查血能发现HPV感染吗？

目前HPV已鉴定出超过200种亚型，主要感染皮肤和黏膜，临床表现为多种类型的皮肤疾病。其中的40多种亚型可通过性接触传播并感染肛门生殖器区，临床表现为尖锐湿疣。根据致癌风险，HPV可分为低危型和高危型。其中的16、18、31、33、35、39、45、51、52、56、58、59、68、73、82为高危型。在高危型中，又以16、18型感染最为普遍。而尖锐湿疣感染的HPV中，以低危型6、11型最为常见。

其实很多人的一生中，都有被HPV感染的经历。人类是HPV的原始宿主和储存宿主。下面我给大家介绍一下HPV进入人体后感染的是什么部位，是以什么样的方式储存在人体的。

HPV的感染开始于微小创伤。当皮肤或黏膜的微小创伤接触其他含有HPV的传染源时，HPV进入并感染皮肤的基底细胞。

基底细胞是人皮肤表皮的最底层，也是表皮的生发层。基底层以上的表皮细胞都是由基底细胞增殖、分化产生的。在基底层时，HPV复制量保持较低水平。基底细胞向皮肤表面迁移，逐渐上皮细胞化后，HPV复制量高表达，并能从皮肤表面释放出来。临床上大部分人感染HPV后是以亚临床感染或潜伏感染状态出现的。部分患者会进展成有临床症状的HPV相关疾病，如尖锐湿疣、寻常疣、扁平疣等。疣的数量和大小可能会增加，也可能会自行消退。少部分HPV持续感染者可进展为癌。肉眼可见的疣体消退后，HPV感染仍可能持续存在，处于亚临床感染或潜伏感染。而事实上，亚临床感染或潜伏感染可能是HPV感染最常见的存在形式，也是病情反复、复发率高的原因之一。在某些情况下，亚临床感染或潜伏感染可能再次被影响，发展成有临床症状的皮疹。常见的影响因素包括机械刺激、外伤、免疫抑制状态、炎症因子等。这些因素可能影响基底细胞中病毒的复制数量，导致疣体复发。

从上面的信息中，我们知道了HPV进入人体后感染的是皮肤及黏膜的基底细胞，并随着基底细胞增殖、分化向皮肤表面迁移，从而感染整个表皮细胞，并从表面释放出来。那么我们正常的皮肤结构是什么样的呢？

如图17所示，基底层及以上一直到皮肤表面，就是我们皮肤中表皮的结构。由下向上依次为基底层、棘层、颗粒层、透明层、角质层。表皮里是没有动脉或静脉血管分布的。在表皮下部的真皮乳头层，才出现毛细血管网的分布。HPV进入人体后仅仅感染的是我们皮肤和黏膜的表皮细胞，并没有进入血液系统中去感染血细胞。而作为被HPV感染的表皮，由于

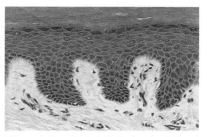

图17 人体正常表皮结构（王超群供图）

没有血管分布，表皮细胞也不会随着血液流动而感染全身组织。因此，抽血查HPV DNA是无法得到阳性结果的。而针对HPV抗体，目前临床对HPV抗体的检测，主要还处于科研阶段，研究目的是进一步认识HPV的免疫学表达以及HPV疫苗的研发和评价。而有临床诊断相关意义的HPV抗体检测，目前尚未开展。

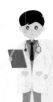

专家总结

查血能发现HPV感染吗？回答：目前还不能。

（王超群）

问题39	醋酸白试验阳性一定就是尖锐湿疣吗？可以自己在家用"白醋"来做醋酸白试验吗？

　　除了已有临床症状的尖锐湿疣患者，还有一部分人群是发生了高危性行为或者是性伴侣被确诊了尖锐湿疣，但目前自己还没出现任何临床症状。此类人群也迫切希望能尽早判断是否感染上了HPV。人们通过网络可以了解到目前临床常用的尖锐湿疣检测方法包括醋酸白试验、皮肤镜、阴道镜、电子肛肠镜、病理学检查、核酸扩增试验等。除了醋酸白试验，其余检测方法均需要实验设备和仪器，由专业人员进行操作。因此，醋酸白试验便成为人们自查是否感染HPV的首选方法。

1. 醋酸白试验阳性一定就是尖锐湿疣吗？

　　醋酸白试验是指用3%～5%的醋酸溶液，湿敷或涂抹于待检皮损处及周围皮肤、黏膜，等待3～5分钟观察，如涂抹区域皮肤或皮疹上见到均匀一致的变白区域，则判定为阳性反应。醋酸白试验的机制可能是被HPV感染的上皮细胞角蛋白增多，被一定浓度的醋酸接触后发生凝固而发白。但事实上，醋酸白试验并非尖锐湿疣的特异性试验。醋酸白试验阳性不一定就是尖锐湿疣，而醋酸白试验阴性也不一定就不是尖锐湿疣。临床发现，如果涂抹的皮肤上有炎症、表皮角化或外伤等情况时，可出现醋酸白试验阳性。这种不是HPV感染导致的醋酸白试验阳性，我们称为假阳性。临床上仍然会遇到在典型尖锐湿疣检查阳性的损害中，有部分醋酸白试验为阴性，这种阴性称为假阴性。

因为尖锐湿疣的诊断是个复杂而且需要综合分析的过程，而醋酸白试验不是尖锐湿疣特征性的检查方式。醋酸白试验阳性不一定是患了尖锐湿疣，醋酸白试验阴性也不一定就排除了尖锐湿疣。那很多患者会问了，这种情况做醋酸白试验还有什么临床意义呢？首先醋酸白试验能给医生提供HPV感染的诊断线索。疾病的诊断线索越多，诊断准确率越高。同时醋酸白试验能发现尖锐湿疣亚临床感染病灶，更大的意义是用于治疗过程和定期随访中可疑皮损的甄别，从而减少复发率，提高治愈率。

2. 那可以自己在家用"白醋"来做醋酸白试验吗？

从上文我们知道了什么是醋酸白试验。既然醋酸白试验无创伤且操作简单，对尖锐湿疣皮疹能进行较好的甄别，那我家庭厨房里正好有白醋，我是否可以用它来自己做醋酸白试验呢？

白醋是我们常用的烹调作料。制作时是通过淀粉或糖类物质发酵生成乙醇，在醋酸菌的作用下使乙醇氧化生成醋酸，再通过加入水、盐、香料、色料等成分，调和成不同风味的食醋。市面上食醋中醋酸含量在3%～5%。白醋品牌不同，醋酸浓度也不同。虽然白醋的醋酸浓度是处于醋酸白试验所需醋酸的浓度范围内，但从白醋的制作中可知，白醋除了醋酸还含有各种原料杂质、盐、香料等，还包含细菌。使用白醋做醋酸白试验，特别是在生殖器等皮肤薄嫩或受损部位，可能会对组织造成其他影响，甚至感染。

其实醋酸白试验并非尖锐湿疣的特异性试验，它的敏感性和特异性有限。醋酸白试验阳性不一定就是尖锐湿疣，而醋酸白试验阴性也不一定就不是尖锐湿疣。也就是说醋酸白试验是可能出现假阳性和假阴性两种结果的。如果涂抹的皮肤上有炎症、表皮角化或外伤等情况时，可出现醋酸白试验假阳性。而部分尖锐湿疣皮疹发生于瘢痕或色素减退的皮肤上时，醋酸白试验不易与瘢痕组织或色素减退的皮肤背景颜色区别，出现醋酸白试验假阴性。因此可疑病变组织需要通过医生的临床诊断，除醋酸白试验外，还需结合一种或多种检查方法，综合分析得出结论。而这些都需要在医院经过医生的专业分析和标准的实验室检查后得出，而非自己在家涂白醋获得。这样才能提高尖锐湿疣的临床诊断率。

（王超群）

问题40　尖锐湿疣治疗的一般原则和目前常用治疗手段包括哪些？

尖锐湿疣是HPV感染所致的以皮肤、黏膜部位疣状增生性病变为主要表现的性病。皮损好发部位包括生殖器、肛门或肛周部位的皮肤、黏膜，也可累及腹股沟、会阴或肛管等其他部位。HPV已与人类共存了数千年，人类是它的原始宿主和储存宿主。大多数人一生中都可能经历HPV感染，所以HPV感染相当常见。根据2021年版《中国尖锐湿疣临床诊疗指南》的建议，目前我国尖锐湿疣治疗的一般原则是以尽早去除疣体为主要目的，尽可能消除疣体周围亚临床感染以减少或预防复发，治疗后应定期随访。目前尚无针对HPV的抗病毒药物，不能通过抗病毒治疗完成对皮损和HPV的清除。外科及物理疗法以去除肉眼可见的疣体为主，所有疗法均有一定复发率，为10%～70%，尤以患病后3个月内复发率最高，随着时间延长，复发率逐渐下降，因此，定期随访和复诊很重要。

现有的治疗尖锐湿疣的方法均为局部治疗，包括药物、物理、手术、化学等方法。所有的治疗方法都有其优点和局限性，并且都存在复发。一般需要根据疣体部位、大小、数目、形态以及患者具体情况，并充分考虑患者年龄、免疫状态和依从性等个体差异，选择个体化治疗方案以及联合治疗。

对于男女两性外生殖器部位可见的中等以下大小的疣体（如单个疣体直径＜5毫米，疣体团块直径＜10毫米，疣体数目＜15个），可由患者自己外用药物治疗。可外用皮损的药物包括：0.5%鬼臼毒素酊或0.15%鬼臼毒素软膏、5%咪喹莫特乳膏、茶多酚软膏、5-氟尿嘧啶、部分中药的复方外用制剂等。其中，咪喹莫特是局部免疫活性增强剂，目前多与冷冻、

CO_2激光或其他疗法联合使用，对疣体去除后预防复发有一定的应用价值。80%～90%的三氯醋酸溶液虽然也是可供选择的外用药，但是该药腐蚀性强，使用时可能需要同时使用中和剂，故最好在医院使用该药。各类外用药物治疗均有自己的适应证、禁忌证和不良反应，需在专科医生指导下应用。因药物吸收可发生严重的系统性副作用，长期应用有潜在致癌性，也可导致胎儿宫内死亡、致畸和神经系统受累，目前已经不推荐外用鬼臼树脂治疗尖锐湿疣。干扰素具有抗病毒、抗增殖和免疫调节的作用，2021年版《中国尖锐湿疣临床诊疗指南》推荐可行皮损内干扰素注射治疗，促进皮损消退，减少复发，也可用于难治性尖锐湿疣的治疗。

另一大类需要患者至医院完成的治疗为物理治疗，主要包括：冷冻治疗、电外科治疗、激光治疗、微波治疗、温热治疗和光动力治疗等，为尖锐湿疣最主要的治疗手段。由专科医生根据患者机体状态和疣体情况制订个体化治疗方案。光动力治疗可用于腔道内外疣体的治疗，并在一定程度降低尖锐湿疣复发率。当皮损数量较少，为有蒂或大体积疣时，可以在局部麻醉下使用剪切术、切除术等手术治疗办法清除疣体，也可在术中辅以电灼等治疗破坏残余的疣体并控制出血。部分怀疑恶变的疣体需采用手术切除及术后病理活检以进一步明确病变性质。

在实际治疗尖锐湿疣的过程中经常联合上述多重疗法治疗，针对不同患者的不同部位、大小、数量的疣体采取个体化综合治疗。

（杨戈）

问题41　如何减少尖锐湿疣的复发？

根据患者可能存在的易复发因素，制订个体化诊疗方案以尽可能减少尖锐湿疣的复发。2021年版《中国尖锐湿疣临床诊疗指南》推荐以下治疗手段以减少患者疣体复发。

1.针对患者HPV感染状态

干扰素具有抗病毒、抗增殖和免疫调节的作用，采取皮损内干扰素注射治疗可增强患者抗病毒能力从而达到减少尖锐湿疣复发的目的以及用于治疗难治性尖锐湿疣。

2.针对HPV免疫逃逸状态

5%咪喹莫特乳膏可作为局部免疫活性增强剂，刺激干扰素及其他细胞因子的产生，以增强机体对局部HPV感染的免疫清除，减少HPV对感染细胞的细胞周期影响，从而减少疣体复发。因起效较慢，5%咪喹莫特乳膏多与其他物理治疗联合应用，以降低尖锐湿疣复发率。

3.针对潜伏感染或亚临床感染

一方面定期复诊，完善醋酸白试验或5-氨基酮戊酸光动力诊断，尽可能在治疗肉眼可见疣体的同时发现并治疗潜伏感染或亚临床感染。5-氨基酮戊酸光动力治疗由于其特殊作用机制，具有可重复治疗、不易造成组织缺损和功能障碍的特点，还可以将传统仅针对肉眼可见疣体的"点"治疗，转化为"面"治疗，从而尽可能清除潜伏感染或亚临床感染，减少尖锐湿疣复发。一般先采用物理治疗清除较大、较多疣体，之后联合5-氨基酮戊酸光动力治疗抗复发。

4.针对尖锐湿疣易复发部位皮损

积极联合上述治疗，避免HPV播散至其他部位。

5.针对患者本身存在的免疫缺陷、免疫力偏低状态或局部不良因素

积极系统治疗，纠正不良生活方式，尽量避免药物因素对尖锐湿疣抗复发治疗的干扰，如局部外用糖皮质激素或免疫抑制剂等。部分患者口服免疫增强剂，如胸腺肽肠溶片、转移因子等有一定疗效。

专家总结

医生需要在治疗前仔细了解患者情况，根据患者皮损及机体状态，制订个体化治疗方案以抗尖锐湿疣复发治疗。不同治疗方式和所用药物均有各自的适应证、禁忌证和不良反应，患者需在专科医生的指导下应用。

（杨戈）

问题42 妊娠期尖锐湿疣和儿童尖锐湿疣的治疗需要注意什么?

由于妊娠期妇女为适应妊娠这种特殊生理状态,体内的激素水平、内环境及免疫系统较非妊娠状态发生了巨大变化。在此情况下,妊娠期妇女的机体免疫力是相对偏低的,所以妊娠期的尖锐湿疣疣体可能出现生长迅速、体积迅速增大的变化。另外,在妊娠的特殊状态下,为避免对宫内胎儿各器官、系统分化及生长发育的影响,多种治疗方式和药物的使用将受限制。因此,妊娠期任何疾病的治疗,包括尖锐湿疣的治疗,均需与患者及其家属交代相关风险,取得夫妻双方知情同意后积极治疗,并且积极完善患者配偶或其他性伴侣的性病筛查,避免治疗后交叉感染和减少对新生儿的影响。尽可能在治疗前完善患者皮损HPV分型检测,以明确HPV感染状态、有无高危型HPV感染等。

根据2021年版《中国尖锐湿疣临床诊疗指南》的推荐或建议,对于妊娠期妇女感染HPV所致的尖锐湿疣,可采用的物理治疗办法或外用药物包括以下几类:液氮冷冻、80%~90%的三氯醋酸溶液、电外科、激光等;忌用的外用药物包括鬼臼毒素、咪喹莫特、干扰素、绿茶提取物(即茶多酚软膏,我国暂未上市)和5-氟尿嘧啶等。

国外有研究报道指出，部分尖锐湿疣可在产褥期自发消退，因此欧美尖锐湿疣诊疗指南建议对于体积小的、生长缓慢、不影响妊娠分娩的疣体可推迟到患者分娩后进行系统个体化治疗。需要注意的是，多数尖锐湿疣是HPV 6、11型感染所致，若胎儿在通过产道分娩过程中误吸含有HPV 6、11型的产道分泌物，可引起婴幼儿呼吸道乳头瘤病。故需告知感染HPV 6、11型的尖锐湿疣孕妇此情况，并尽量避免。但欧美尖锐湿疣诊疗指南中对于不影响分娩的尖锐湿疣产妇，一般不推荐为减少婴幼儿呼吸道乳头瘤病而行剖宫产术。如无其他原因，目前尚没有足够证据证明患尖锐湿疣的孕妇需要终止妊娠，人工流产可增加患盆腔炎性疾病的危险性。

患尖锐湿疣的孕妇，如发现有疣体阻塞产道，存在盆腔出口梗阻或阴道分娩会导致严重出血的情况，可在胎儿和胎盘完全成熟后和羊膜未破前考虑行剖宫产术。产后的新生儿由于缺乏对HPV的免疫力应尽量减少与HPV感染者接触。妊娠期尖锐湿疣的诊疗必要时尚需请妇产科、新生儿科、皮肤科或皮肤性病科专家联合会诊处理。

需要注意的是，性病并非成年人的"专利"，儿童这类特殊人群也可能罹患性病。与成年人或者说"性成熟"阶段的人群不同，儿童罹患性病的途径比较多见的是母婴传播，如新生儿感染梅毒螺旋体的主要途径就是母婴传播。对于尖锐湿疣这类HPV感染引起的性病而言，儿童除了通过母婴传播（常见于生殖道感染HPV的母亲通过胎盘、阴道分娩等途径传播给新生儿）感染HPV外，还可能通过自体接种（即患儿通过搔抓自体皮损，再搔抓其他部位，引起HPV的接种和感染）、异体接种（即患儿通过搔抓异体皮损，再搔抓自身皮肤、黏膜，引起HPV的接种和感染）、间接接触及性虐待等其他途径感染HPV。

上述关于儿童罹患尖锐湿疣的感染途径提示我们，在进行儿童尖锐湿疣的治疗之前，不论是对于接诊的医生还是对于患儿的家属，详细询问和提供病史以及患儿个人情况显得十分重要。详细询问和了解患儿感染HPV的途径，一方面有利于及时发现目前患儿可能出现的感染部位，避免因为患儿个体与医生交流能力有限引起的感染部位的遗漏，另一方面有利于及时发现患儿在感染HPV过程中是否存在性虐待等其他情况，以便对患儿可能存在的其他伤害进行及时发现、干预和康复治疗（如心理康复治疗等），并将实施性虐待的违法犯罪人员绳之以法。当然，和其他感染人群一样，也需详细了解患儿个体的健康状况，以便制订个体化综合治疗方案。除此之外，对于儿童尖锐湿疣患者而言，由于患儿本人交流能力的受限，还强调对有生殖器HPV感染的儿童患者应及时和主动筛查是否存在其他部位的HPV感染以及其他性病，避免漏诊感染部位和其他疾病。

国外有部分学者认为儿童尖锐湿疣可能存在自行消退的现象，因此认为治疗并非必需，进而常采用"观察等待"的不干预策略来处理儿童尖锐湿疣。但鉴于患儿皮损的传染性以及可能对患儿造成的其他影响，包括生理或心理方面的影响等，我国皮肤病与性病专家普遍认为对于儿童尖锐湿疣应积极治疗。处理时可能需要包括儿内科和儿外科医生在内的多学科合作。儿童尖锐湿疣患者采取外用药治疗可能依从性相对物理治疗要好。尽管在外用药治疗方面，可用的药物如鬼臼毒素、5%咪喹莫特乳膏和含鸦胆子等中药的复方制剂应用于儿童的大规模临床评估资料有限，但仍有报道在儿童中应用是安全有效的。我国有专家建议可以在监护人知情同意的情况下使用，严格把控上述药物治疗的适应证和禁忌证，严密监测药物可能出现的不良反应，并注意使用药物种类和使用方法的优化，尽可能、尽快地促进皮损消退，减少复发和减少不良反应。外用药物治疗无效的患儿可采用激光、冷冻、微波、80%～90%的三氯醋酸溶液外用或手术治疗，但由于疼痛及需要多次治疗，患儿耐受性较差且不易接受，术后需要做好护理工作，注意消毒、促进创面愈合及避免继发感染和交叉感染等。

（杨戈）

问题43　合并免疫缺陷的尖锐湿疣患者治疗现状如何？

多种原因可以导致患者出现免疫缺陷或免疫力低下。一方面，免疫缺陷人群的免疫力低下，对HPV易感性增加，皮肤、黏膜组织的细胞感染HPV后可能更易受其影响，发生细胞周期变化，从而出现尖锐湿疣的皮损。因此，免疫缺陷人群的尖锐湿疣发病率可能明显高于免疫力正常人群。HIV感染或其他引起全身免疫抑制的原因都与尖锐湿疣发病率的增加有关。另一方面，由于目前缺乏针对HPV感染的特效系统抗病毒药物，HPV本身亦进化出逃避患者免疫监视的机制和本领，对于HIV感染或其他原因使免疫功能受抑制的患者，如器官移植、糖皮质激素和（或）免疫抑制剂的应用、先天性免疫缺陷病（如先天性胸腺发育不良、先天性无胸腺症、湿疹血小板减少伴免疫缺陷综合征等）、淋巴瘤、妊娠、糖尿病、恶性肿瘤、肝肾功能明显异常、某些造血系统功能障碍性疾病等，常用疗法的疗效不如免疫力正常者，治疗后疣体也更易复发。

治疗上，首先应详细询问患者既往病史，评估患者目前机体状态，积极纠正原发疾病，提高患者免疫力。至于那些接受了抗HIV治疗且CD4$^+$T淋巴细胞计数正常的HIV感染和艾滋病患者，尚缺少大数据研究。一般而言，建议患者应先进行抗反转录病毒治疗（ART），有效的ART可显著降低该类人群尖锐湿疣的复发率，并提高治愈率。尖锐湿疣的具体治疗方法同HIV阴性人群，应优先考虑不伤害组织或减少组织损害的治疗方法，强调皮肤科或皮肤性病科、感染科、外科等多学科合作制订个体化治疗方案。免疫缺陷人群的尖锐湿疣患者重复多次治疗或延长治疗周期可能是必要的。根据患者的不同情况，可采用多种方法联合治疗。由于HPV具有致癌倾向，尤其是高危型HPV亚型（如HPV 16、18型等），需要警惕这类免疫缺陷患者更容易在尖锐湿疣的基础上发生鳞状细胞癌，包括生殖器、肛周、肛管部位的鳞状细胞癌，常需活检来确诊，以明确下阶段治疗方案。这类患者需要终身随访。

（杨戈）

问题44　巨大尖锐湿疣应如何处理？

巨大尖锐湿疣又称巨型湿疣、Buschke-Lowenstein肿瘤，临床上表现为生长迅速的大片状疣体，直径可为5~10厘米，甚至更大，皮损表面呈疣状或菜花状，可发生坏死和感染，多伴有异味或恶臭，外观形态颇似鳞状细胞癌，可引起局部广泛组织破坏，但皮损组织病理检查却为良性变化，多与HPV 6型和11型感染有关。皮损好发于外生殖器、肛周等部位，男性患者多于女性患者。有学者认为此种类型是尖锐湿疣的一种异型或癌前病变。巨大尖锐湿疣于1925年首次被报道，这一型尖锐湿疣在临床上相对少见，但近年来随着尖锐湿疣高危人群性行为方式的变化，以及可促使患者免疫力下降的疾病、手术和药物应用的增多（如糖尿病、器官移植、免疫抑制剂的使用等），目前国内报道的病例数有逐年增加趋势。

巨大尖锐湿疣的治疗难度明显高于一般类型的尖锐湿疣，且复发率高，这除了与该类型皮损受累皮肤、黏膜面积巨大，对局部组织破坏广泛相关外，还与巨大尖锐湿疣发生的高危因素有关。治疗疣体的同时，尚需控制其发生的高危因素才能较好使皮损消退并减少复发率。

首先，这类患者可能存在病程较长的情况。部分巨大尖锐湿疣患者对疣体的发生不够重视，自觉不痒不痛，就不主动就医，从发现疣体到去医院就诊的时间可达1年，这使疣体随着时间推移越长越多，越长越大，最后皮损融合形成巨大皮损。针对这类患者，需积极与患者沟通，改变其对疾病的认识，使其积极主动配合治疗，并制订个体化诊疗方案，以避免HPV传播、促进皮损消退和减少疣体复发。

其次，部分患者在发生疣体前即可能存在某些可导致机体免疫缺陷或免疫力低下的因素，如HIV感染、糖尿病、妊娠、恶性肿瘤、先天性免疫缺陷病、长期使用糖皮质激素或免疫抑制剂等。这类人群更易发生巨大尖锐湿疣。因此，在治疗巨大尖锐湿疣前，更需仔细询问和了解患者基本情况、既往史及系统用药史，积极筛查HIV等可致机体免疫缺陷的其他因素，积极控制原发病，减少免疫抑制因素，以利于治疗的开展。

对于巨大尖锐湿疣，2021年版《中国尖锐湿疣临床诊疗指南》推荐在治疗前需做病理活检明确组织是否已发生癌变，多采用联合治疗方案。首要的治疗是去除累及广泛的疣体，可以选择手术或者高频电刀切除疣体，然后配合光动力治疗或外用药物治疗，减少疣体复发。

（杨戈）

问题45 如何发现尖锐湿疣疑似癌变？已发生癌变的尖锐湿疣皮损应如何处理？

尖锐湿疣是由HPV感染所致的性病。研究表明，HPV除了引起皮肤、黏膜部位的良性疣体之外，还有明确的致癌倾向，特别是高危型的HPV亚型，包括HPV 16、18、31、33、35、39、45、51、52、56、58、59、68、73、82等多个亚型，与宫颈癌及口咽、生殖器、肛周、肛管部位鳞状细胞癌的发生密切相关。

尖锐湿疣虽然也表现为病变部位皮肤、黏膜的异常增生，但在显微镜下细胞病变却是良性改变。那么哪类人群当尖锐湿疣皮损出现什么改变时，需要考虑疣体已经发生癌变？

第一，具有发生癌变高危因素的人群患有尖锐湿疣时，需要警惕疣体发生癌变。这类人群通常包括以下几大类：①尖锐湿疣病程偏长的人群，病程越长，HPV对病变部位细胞周期的影响越大，癌变风险可能增加；②感染高危型HPV亚型者，高危型HPV亚型对感染细胞的恶性转化能力明显强于低危型HPV

亚型；③感染部位位于组织细胞类型交界部位者，比如宫颈部位（该部位是柱状上皮细胞和鳞状上皮细胞交界部位）；④罹患尖锐湿疣前，患者即存在某些可导致机体免疫缺陷或免疫力低下的因素，如HIV感染、糖尿病、恶性肿瘤、先天性免疫缺陷病、长期使用糖皮质激素或免疫抑制剂等；⑤巨大尖锐湿疣患者，如前述，这类患者亦可发生癌变。

第二，当皮损出现以下改变时需要考虑发生了癌变：①患者疣体反复治疗疗效欠佳，持续复发者；②患者疣体有相互融合，形成巨大尖锐湿疣趋势者；③患者疣体增生明显，自发中央破溃并形成溃疡者；④疣体伴有异味或恶臭，反复继发感染和坏死者；⑤疣体伴有明显血管增生，易出血者；⑥疣体伴有明显疼痛，局部伴有淋巴结肿大者。

若发现上述癌变高危人群出现上述可疑的恶变临床表现时，应积极完善皮损的病理活检，并多部位取材，一旦在显微镜下明确病变部位已经出现恶变（常见为鳞状细胞癌改变），即按照皮肤恶性肿瘤进行治疗，包括手术治疗、光动力治疗、放射治疗及相关药物治疗等。

（杨戈）

问题46　如何发现和治疗HPV亚临床感染和潜伏感染？

　　人体皮肤、黏膜暴露于HPV后，亚临床感染和潜伏感染可能是最常见的HPV感染形式，真正继续发展出肉眼可见疣体的患者可能仅仅是"冰山一角"。有资料显示，在通过性行为接触HPV后，大多数人将在1年内检测出HPV，但其中的尖锐湿疣患者仍是少数。那么，到底什么是HPV亚临床感染和潜伏感染？亚临床感染是指肉眼观察皮肤、黏膜表面正常，但通过辅助检查（如醋酸白试验、皮肤镜、阴道镜、电子肛肠镜、病理检查等）有可能发现异常病变。潜伏感染是指皮肤、黏膜表面外观正常，其他辅助检查均为阴性，仅HPV核酸检测阳性。

　　下面我们先来看看如何通过辅助检查发现亚临床感染和潜伏感染。

　　第一，醋酸白试验。该试验临床应用虽已经有很多年，但并非HPV感染的特异性试验。若涂抹局部有炎症、表皮角化或外伤等时亦可出现假阳性。另外，醋酸白试验阴性也不能排除HPV感染，临床上较典型尖锐湿疣及HPV检查阳性的损害中有部分醋酸白试验为阴性。目前醋酸白试验更多应用于治疗过程中对可疑皮损的甄别。

　　第二，皮肤镜。皮肤镜可以无创、快捷、清晰地识别皮损形态、增生的血管和裸眼无法识别的结构。国内外诸多研究发现，皮肤镜对不典型尖锐湿疣和微小尖锐湿疣的确诊率在90%以上，有利于发现亚临床感染病灶。尖锐湿疣常见镜下模式有指状模式（即皮损如手指般改变）、镶嵌模式（即圆形扁平的丘疹上均匀分布的点状血管）、瘤状模式及非特异性模式。镜下血管表现为小球状、发夹状及点状等，也有部分皮损无血管表现。检查此类皮损需避免交叉感染。

第三，窥阴器、阴道镜、肛门镜、直肠镜和尿道镜等。此类仪器检查是常用辅助检查手段，可更好地暴露腔道部位的疣体。使用放大镜或阴道镜等放大成像系统有助于诊断微小皮损。对于有外阴皮损的女性患者，应常规行窥阴器检查阴道和宫颈；对于有肛交史的肛周尖锐湿疣患者，应行肛门镜或直肠镜检查；对于反复发生尿道口尖锐湿疣的患者，应行尿道镜明确是否存在更深部位尿道内尖锐湿疣，以发现肉眼外观不易发现的皮损，包括亚临床感染病灶。必要时需请妇产科、泌尿外科和肛肠科专家会诊。

第四，HPV核酸扩增试验。目前有多种核酸检测方法，包括PCR、荧光实时PCR、核酸探针原位杂交试验等。该试验应在通过相关机构认定的实验室开展。主要用于检测皮损或可疑部位是否有HPV感染以及对已经感染的HPV进行分型。结合其他检测手段以发现可能存在的亚临床感染和潜伏感染病灶。

第五，病理学检查。因该检查需要手术切去组织标本，一般主要用于疣体组织是否发生癌变的评估，较少用于单独筛查亚临床感染和潜伏感染病灶。

治疗上，对于尖锐湿疣亚临床感染病灶，可视具体情况给予相应治疗（如激光、冷冻、外用5%咪喹莫特乳膏）。有多项研究提示，光动力疗法可能对亚临床感染病灶有效。原则上，无论是药物治疗还是物理治疗，均应尽可能清除HPV亚临床感染病灶，以减少疣体复发。因目前尚无有效针对HPV的系统或局部的抗病毒药物，因此潜伏感染可暂不处理，但需要定期随访。

（杨戈）

问题47　为什么尖锐湿疣患者需要定期随访和复查？在随访和复查期间需要完善什么检查？

尖锐湿疣是由HPV感染引起的以感染部位皮肤、黏膜增生性疣体为主要表现的性病。那么为什么尖锐湿疣患者需要定期随访和复查呢？

第一，从尖锐湿疣的病原体而言，目前缺乏针对HPV的系统或局部抗病毒药物，不能通过抗病毒治疗彻底杀灭HPV。HPV在与人类共存的几千年中，进化出相关机制逃避感染者的免疫监视，患者免疫系统需要较长时间才能彻底清除HPV。有资料显示：即便是免疫力正常的人群，虽然生殖器感染仅为暂时性，但大多数仍可持续1～2年。不仅如此，尖锐湿疣患者存在传染性。因此，从HPV的自然病程和传染性方面考虑，尖锐湿疣患者需要长时间定期随访和复查。

第二，从尖锐湿疣的自然病程来看，HPV刺激感染细胞出现感染部位皮肤、黏膜增生性疣体需要一定周期和时间，致使尖锐湿疣的发病潜伏期较其他性病更长，且个体差异大，平均可达3个月。有研究发现，从感染HPV到发展为尖锐湿疣的中位时间为6～10个月，最短为2个月，最长可达18个月。同一患者不同部位的疣体发生时间也有先有后。故从尖锐湿疣较长潜伏期和疣体发生特点而言，尖锐湿疣患者需要长时间定期随访和复查，以及时清除疣体。

第三，从尖锐湿疣治疗疗效而言，尖锐湿疣是一类容易复发的性病。如前述，HPV目前缺乏特效抗病毒药物、存在免疫逃逸机制、皮损存在亚临床感染或潜伏感染、患者可能存在免疫缺陷或免疫力低下等多种原因，均导致目前尖锐湿疣的治疗存在一定复发率。故从尖锐湿疣的治疗和复发性而言，尖锐湿疣患者需要长时间定期随访和复查，以便及时清除新发皮损，减少HPV自身接种和传染给其他人的风险。

第四，从尖锐湿疣的预后而言，HPV感染具有致癌性，尤其是高危型HPV亚型的持续感染。此类HPV感染与口咽、外生殖器、宫颈、肛周、肛管等部位，尤其是皮肤与黏膜交界部位（如宫颈、肛周、肛管等部位）的鳞状细胞癌发生密切相关。因此，从尖锐湿疣可能存在的癌变风险而言，尖锐湿疣患者需要长时间定期随访和复查，以便及时发现和治疗恶性病变。

专家总结

　　从HPV感染的较长自然病程、致癌性以及尖锐湿疣的传染性、较长潜伏期、疣体发生特点和治疗后易复发等几个方面而言，尖锐湿疣患者均需定期随访和复查。2021年版《中国尖锐湿疣临床诊疗指南》建议，患者在治疗后的最初3个月，至少每2周随访1次，如有特殊情况(如自行发现有新发皮损或创面出血、感染、愈合不佳等)应随时就诊，以便及时得到恰当的临床处理。3个月后，可根据患者具体的恢复情况，适当逐渐延长随访间隔期，直至末次治疗后6～9个月。感染HIV或其他免疫功能低下的患者适当延长随访时间。

　　那么，尖锐湿疣患者在随访和复查期间需要完善什么检查？

　　尖锐湿疣患者在复查和随访期间首先需要观察和确定治疗后既往疣体是否完全清除以及治疗创面是否恢复良好，其次是确定是否有新的疣体发生以及皮损有无恶变倾向。

　　一般而言，在接受规范化尖锐湿疣诊疗后，患者既往疣体清除率还是较高的。若治疗创面恢复欠佳，需要注意以下几点：
①创面是否合并细菌或真菌感染，需要完善皮损分泌物的细菌
镜检、细菌培养及药物敏感试验（简称药敏试验）、真菌镜检及
培养等相关检查，并根据检查结果积极抗感染治疗；②是否合并
其他性病，如淋病、沙眼衣原体感染、梅毒等，需要根据患者具
体情况完善相应性病的筛查，如分泌物淋球菌的镜检及培养、
沙眼衣原体快速检测、抽血查TPPA或TPHA和RPR或TRUST或
VDRL等；③是否同时感染HIV，需抽血筛查或复查HIV相关抗
体或抗原等；④是否存在影响创面愈合的其他因素，如贫血、血
小板减少、凝血功能障碍、肝肾功能障碍、低蛋白血症、其他造
血系统疾病等，此类患者需要完善相关疾病筛查，包括血常规、
肝肾功能、凝血功能全套、骨髓穿刺及骨髓活检等。

判定是否有新的疣体发生，可能需要完善以下检查，并通过
检查判定是否存在亚临床感染或潜伏感染病灶：①醋酸白试验，
较为常用，具有操作方便、价格便宜的优势，适合大多数尖锐湿
疣患者的复查。但醋酸白试验存在假阴性和假阳性的局限性，目
前醋酸白试验更多应用于治疗过程中对可疑皮损的甄别。②皮肤
镜，该检查具有无创、快捷、清晰地识别皮损形态、增生的血管
和裸眼无法识别的结构等优势，有利于发现亚临床感染病灶。③
窥阴器、阴道镜、肛门镜、直肠镜和尿道镜等，此类仪器检查是
腔道部位尖锐湿疣患者常用的辅助检查手段，可更好地暴露疣体
和发现疣体。使用放大成像系统者更有助于诊断微小皮损。对有

外阴皮损的女性患者，应常规行窥阴器检查阴道和宫颈；对于有肛交史的肛周尖锐湿疣患者，应行肛门镜或直肠镜检查；对于反复发生尿道口尖锐湿疣的患者，应行尿道镜明确是否存在更深部位尿道内尖锐湿疣。④HPV核酸扩增试验，目前包括PCR 、荧光实时PCR、核酸探针原位杂交试验等，主要用于检测皮损或可疑部位是否有HPV感染以及对已经感染的HPV进行分型。

对于怀疑患者疣体有恶变倾向者，应积极进行多部位皮损病理活检，在显微镜下明确患者皮损病变细胞是否已经发生恶变。

（杨戈）

问题48　如何对尖锐湿疣患者的病情进行判愈？

因HPV感染的较长自然病程、致癌性以及尖锐湿疣的传染性、较长潜伏期、疣体发生特点和治疗后易复发性等特性，尖锐湿疣患者需要长期随访和定期复查。有关随访规划和时限，各国指南也不尽相同。鉴于尖锐湿疣复发多发生在最初的3个月，2021年版《中国尖锐湿疣临床诊疗指南》建议患者在治疗后的最初3个月，至少应每隔2周复诊1次，如有特殊情况（如发现有新发皮损或创面出血、感染、愈合不佳等）应随时就诊，以便及时获取恰当的临床处理。同时应告知患者注意仔细观察有无复发。如果治疗得当，并发症很少发生；但如1个疗程后治疗效果不佳或出现严重的毒副作用，应更换治疗方法。3个月后，可根据患者的具体情况，适当延长随访间隔期，直至末次治疗后6～9个月。感染HIV者或其他免疫功能低下的患者，即使在成功治疗和清除病灶后，尖锐湿疣复发的风险可能仍较高。对于这样的患者，应告知其自我观察皮损变化情况并定期复诊，适当延长随访时间。

尖锐湿疣的临床判愈标准为治疗后疣体消失。目前多数学者认为，治疗6～9个月无疣体复发者，则之后复发机会减少，即一般需要治疗后连续无疣体复发至少6个月。尖锐湿疣的预后一般良好，虽然治疗后复发率较高，但通过适宜的处理最终可达临床治愈。随访和复诊过程中发现高危型HPV持续感染，尤其是皮肤、黏膜交接部位患者，需警惕疣体恶性变的可能；一旦发现疣体出现可疑恶性改变时，应及时完善多部位病理活检进一步明确诊断。

（杨戈）

问题49　接种HPV疫苗能预防尖锐湿疣吗？推荐的HPV疫苗接种年龄包括哪些？

HPV属于乳头瘤病毒科，为球形无包膜的DNA病毒。HPV的基因组编码9个开放读码框架，主要分为3个功能区，即早期转录区、晚期转录区和非转录区（即调控区）。早期转录区又称E区，分别编码E1～E8等8个早期蛋白，具有参与病毒DNA复制、转录、翻译调控和细胞转化等功能。其中E6和E7蛋白主要与HPV的细胞转化功能及致癌性密切相关。晚期转录区又称为L区，编码2个衣壳蛋白，包括主要衣壳蛋白L1和次要衣壳蛋白L2，负责参与病毒蛋白衣壳的组装，且与病毒增殖有关。有研究发现主要衣壳蛋白L1是一种糖蛋白，在HPV病毒颗粒形成过程中具有自组装的功能，后者表现为即便没有病毒DNA等遗传物质，衣壳蛋白L1也可在体外自动组装成病毒样颗粒（VLP）。不仅如此，衣壳蛋白L1具有较强的保守性，不易发生变异，且含有抗原表位，具有免疫原性。因此，通过科学家的不断努力，主要衣壳蛋白L1成功成为HPV预防性疫苗的靶抗原。

目前已经上市的HPV疫苗均为HPV预防性疫苗，为HPV L1衣壳蛋白在酵母表达系统中形成的不含病毒DNA的VLP。VLP在结构上拥有和同型别HPV完全相同的构象和抗原表位，在体内可以诱导出针对该特异型别HPV的免疫反应并产生保护性中和抗体，可中和进入体内的HPV，避免HPV进入靶细胞致病。不仅如此，小剂量此类HPV疫苗就可引起持久的免疫力，热稳定性好，不易失活；加之VLP中并无病毒DNA，所以安全性较高。HPV预防性疫苗设计之初主要是用于预防女性宫颈癌的发生。

国内已经批准应用的HPV疫苗有3种：①二价疫苗，预防HPV 16、18型感染；②四价疫苗，预防HPV 6、11、16、18型感染；③九价疫苗，预防HPV 6、11、16、18、31、33、

45、52、58型感染。3种疫苗均可预防宫颈癌的发生，四价或九价HPV疫苗可预防90%～95%的尖锐湿疣，但均不能用于治疗已发生的HPV感染和已存在的尖锐湿疣。

推荐的HPV疫苗接种年龄

我国获批准应用的HPV疫苗包括二价疫苗、四价疫苗和九价疫苗。三种疫苗均是以特异性亚型的HPV L1衣壳蛋白形成的VLP作为免疫靶抗原，疫苗中不包含HPV的DNA。通过上述疫苗接种，诱导机体产生中和性抗体，与进入人体的HPV相结合，阻止HPV进入靶细胞而发挥预防HPV细胞内感染和防止靶细胞出现HPV细胞转化的作用，达到预防尖锐湿疣和宫颈癌的目的。3种疫苗均可预防宫颈癌的发生（因宫颈癌的发生与HPV感染密切相关），四价或九价HPV疫苗可预防90%～95%的尖锐湿疣，但均不能用于治疗已发生的HPV感染和已存在的尖锐湿疣。因此，HPV疫苗接种的人群、年龄和时机甚为重要。

我国接种年龄推荐11～12岁，最早可低至9岁，13～26岁未接种过或未完成疫苗系列接种者可补接种。之前未接种过HPV疫苗的免疫功能不全者（包括HIV感染者）推荐在26岁前接种疫苗。不推荐孕妇、45岁以上的女性接种疫苗。已有多个国家地区的疾病预防控制中心和免疫接种指南委员会推荐应用上述HPV预防性疫苗。已接种HPV疫苗的21岁以上女性应继续进行宫颈癌筛查。在初次性行为前接种疫苗将最大限度地发挥保护作用。

HPV疫苗接种时可不考虑患者的尖锐湿疣病史、HPV检测结果或HPV导致的生殖器癌前病变。

　　包括中国在内的多个国家和地区的多项研究结果显示，9~45岁人群按照 0、2、6 个月的免疫程序接种3剂四价HPV疫苗1个月后，抗HPV 6、11、16、18型的抗体阳转率均能在96%~100%。对纳入6篇四价HPV疫苗的荟萃分析结果显示，在疫苗接种率≥50%的国家， 13~19岁的年轻女性在接种HPV疫苗后比接种前尖锐湿疣减少了61%。此外，在15~19岁男性、20~35岁男性以及20~39岁女性中，尖锐湿疣减少的百分比分别为34%、18%、32%。在疫苗接种率＜50%的国家，在15~19岁的年轻女性中，尖锐湿疣减少14%，没有显示群体保护效应。

（杨戈）

问题50　尖锐湿疣术后护理需要注意什么？

　　尖锐湿疣是由HPV感染引起的以肛门生殖器疣状增生物为表现的性病。目前没有针对HPV的特效抗病毒药物，不能靠系统使用抗病毒药物根除HPV感染。治疗以尽早去除疣体，尽可能清除疣体周围亚临床感染以减少复发为主。根据患者病情、经济条件、不良反应等选择治疗方案，包括外用药物治疗和物理治疗，后者如冷冻、电灼、激光、光动力治疗等。

　　术后良好的护理是治疗成功的关键之一，需要注意以下事项：①保持皮损术后创面清洁干燥，术后24小时内不洗澡；②伤口面积较小者每天碘伏消毒2次，面积大者每天用碘伏、温开水按1：500配成溶液坐浴，自然待干；③保持创面干燥，减少摩擦，衣裤不宜过紧，选择宽松、透气棉质衣裤；④勤换内裤，伤口部位禁止贴无菌纱布、卫生巾、创可贴等治疗；⑤贴身衣物、毛巾、浴巾、个人卫生器具等单独使用、单独清洗，可以用84消毒液浸泡，开水烫洗、煮沸15～20分钟，再进行阳光下暴晒，以免发生交叉感染；⑥伤口恢复期间减少走动，禁止剧烈运动，如健身、跑步等，防止久坐；⑦患者应主动告知性伴侣，治疗期间禁止性生活，尤其在伤口未愈合前；⑧治疗期间禁酒，饮食宜清淡，多食蔬菜水果，避免辛辣刺激性食物，补充蛋白质，增加机体营养；⑨作息时间规律，避免晚睡；⑩因患者及家属对疾病缺乏了解而产生严重的心理负担，表现出强烈的恐惧感，甚至出现抑郁、焦虑的心理障碍，患者的不良情绪可能影响机体的免疫功能，疾病复发概率增加，患者需要正确地认识疾病，树立战胜疾病的信心，更加积极地配合治疗。

　　治疗后患者应定期随访和复诊，由于尖锐湿疣复发多发生在病程最初的3个月，故建议患者在治疗后前3个月，至少每2周复诊1次，如有特殊情况应及时就诊，末次治疗后3个月内无复发，可逐渐延长复诊的间隔期，直至至少6个月无复发。

（陈静/陈晓霞）

🔍 尖锐湿疣案例分析

　　青年女性患者，已婚，因"发现外阴及肛周出现赘生物3月"至某三甲医院皮肤性病科门诊就诊。接诊医生仔细询问患者病史发现患者3月前皮损仅有一处，绿豆大小，无瘙痒和疼痛等其他不适，未重视，之后逐渐增大并增多，遂来医院就诊。反复追问病史，患者自诉其配偶既往有非婚性行为，之后于8月前发现外生殖器部位出现少量菜花状增生物，不痒不痛，未予重视，之后逐渐增大、增多后至当地医院皮肤科就诊，完善皮损HPV核酸分型检测，发现HPV 6型阳性，确诊为"尖锐湿疣"，已经治疗并在随访和复查中。在患者配偶确诊和治疗前，夫妻双方有多次性接触，未做保护措施，但无肛内接触史。患者查体发现外阴及肛周可见较多大小不一的菜花状增生物，未见明显分泌物、破溃及出血。患者皮损情况如图18。

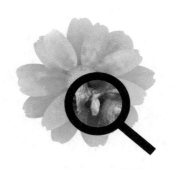

图18　患者肛周尖锐湿疣皮损
概念图（陈静供图）

　　接诊医生安排患者完善抽血查血常规、凝血全套及筛查梅毒和HIV，取肛周皮损组织液完善HPV核酸分型检测。实验室上述检测结果发现，患者血常规及凝血全套正常，梅毒及HIV筛查均为阴性，皮损HPV核酸分型检测提示HPV 6型阳性，确诊为"尖锐湿疣"，上报传染病疫情，给予患者CO_2激光治疗，并嘱患者做好术后消毒处理，避免术后伤口感染，定期随访和复诊，并在治疗和随访期间避免饮酒及熬夜，避免再次性接触以防交叉感染。患者经过多次治疗后，皮损复发数量逐渐减少，在最后一次治疗后随访6月无复发。患者配偶在最后一次治疗后随访6月亦无复发。

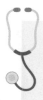

参考文献 ·······························

[1]中国感染病相关专家组.HPV感染疾病相关问题专家共识(2017)[J].医学研究生学报,2017,30(12):1238-1241.

[2]中华医学会皮肤性病学分会,中国医师协会皮肤科医师分会,中国康复医学会皮肤性病委员会.中国尖锐湿疣临床诊疗指南(2021完整版)[J].中国皮肤性病学杂志,2021,35(4):359-374.

[3]LYNDE C,VENDER R,BOURCIER M,et al.Clinical features of external genital warts[J].J Cutan Med Surg,2013,17 (Suppl 2):S55-S60.

[4]BLOMBERG M,FRIIS S,MUNK C,et al. Genital warts and risk of cancer: a Danish study of nearly 50 000 patients with genital warts[J].J Infect Dis, 2012,205(10):1544-1553.

[5]张恩俊,丁尚玮,秦海燕.年轻女性妊娠合并巨大尖锐湿疣5例[J].中国艾滋病性病,2022,28(1):105-106.

病毒感染——生殖器疱疹

问题51　什么是生殖器疱疹？

生殖器疱疹是由单纯疱疹病毒（HSV）感染引起的常见性病之一，主要累及部位包括泌尿生殖道以及肛门部位的皮肤、黏膜（如图19）。根据血清学、流行病学的研究，引起生殖器疱疹的病毒仅有两种亚型，包括HSV-1和HSV-2。HSV-1和HSV-2密切相关，有很多共同的免疫学表位，因此在血清学分析时有交叉反应。两者的抗原性亚型的区别可以病毒糖蛋白gG1和gG2来鉴定。HSV-1通常引起口唇、口腔、咽部、鼻部、眼部及皮肤感染，尤其是皮肤、黏膜交界处的感染，即单纯疱疹；而HSV-2则主要引起生殖器疱疹，但部分生殖器疱疹也可由HSV-1感染引起。有流行病学调查表明，随着目前性行为方式的变化，HSV-1感染引起的生殖器疱疹有所增加。在发达国家，首次确诊生殖器疱疹的患者约有50%是由HSV-1感染引起。

人群对HSV具有普遍易感性，尽管几乎所有的感染者都有可能复发，但大部分HSV感染者的临床症状比较轻微，甚至可能没有明显的临床表现。由于HSV属于嗜神经病

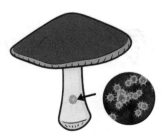

图19　生殖器疱疹概念图
（陈学军供图）

毒，对神经细胞具有较高的亲和力，病毒可在人神经节细胞内终身潜伏。当感染者机体抵抗力降低或受到精神压力、发热、受凉、饮酒、熬夜、细菌感染等外界刺激时，HSV可被重新激活并大量复制、增殖，增殖的HSV通过相应神经末梢到达皮肤、黏膜，导致机体再次出现相应临床症状，极难根治。值得引起重视的是，虽然大部分HSV感染者临床症状轻微且有自限性，但HSV感染对于新生儿和免疫功能低下的人群而言可能是致命的。在全球范围内，每年新生儿感染HSV者具有很高的死亡率。此外，HSV-2可使人类感染HIV的概率增加3～5倍。生殖器疱疹在全球广泛流行，因其可能对新生儿、胎儿造成严重感染而备受关注，已经成为重要的公共卫生问题。由于目前的抗病毒治疗主要针对复制状态的HSV，尚不能将体内潜伏感染的HSV彻底清除，因而该病迁延复发，给患者的身心健康和生活质量带来很大影响。

（杨戈）

问题52　HSV是一种什么样的病原微生物？

HSV是疱疹病毒家族的典型代表之一，由于在其感染急性期可引起局部皮肤、黏膜出现成簇分布的红斑、水疱而得名。除了引起皮肤、黏膜的单纯疱疹和生殖器疱疹之外，HSV还可引起其他多种疾病，如龈口炎、角膜结膜炎、脑炎以及新生儿的感染，后者对于新生儿而言可能是致命的感染。

HSV属于人类疱疹病毒α疱疹病毒科，是一种球形的DNA病毒。根据血清型不同，HSV分为HSV-1和HSV-2两种亚型。病毒颗粒直径为150~200纳米，从内到外主要由四部分构成：病毒DNA、衣壳、皮层蛋白和包膜。病毒DNA为双链环状DNA，后者约含15 000碱基对，至少编码74个基因。DNA基因组包被在一个二十面体衣壳中，成熟的病毒衣壳含有至少7种蛋白成分，分别是VP5、VP19C、VP21、VP22a、VP23、VP24和VP26。皮层蛋白位于衣壳与脂质包膜之间，主要参与调节病毒的复制。包膜位于HSV病毒颗粒的最外层，具有典型的脂质双分子层结构，其上锚定着大约11种糖蛋白。其中，gG1和gG2蛋白可用来鉴定HSV-1和HSV-2，而gB和gD蛋白对宿主细胞而言是极为重要的免疫抗原，可诱导机体产生高浓度的中和抗体，是目前研发生殖器疱疹疫苗的主要靶抗原。HSV-1和HSV-2的DNA有50%同源性，具有型共同抗原和型特异性抗原。

人是HSV的自然宿主，人群普遍易感。由于HSV属于嗜神经病毒，对人体神经细胞具有较高的亲和力，病毒可在人神经节细胞内终身潜伏。

HSV在体外生存能力较差。病毒对热力和干燥环境因素比较敏感，在50摄氏度湿热的环境或在90摄氏度干燥的环境下30分钟即失去活力。HSV对紫外线、X线亦较敏感。日常消毒剂中对消杀用碘剂、过氧氯酸、甲醛等溶剂敏感，但对乙醇、氯仿、酚类等敏感性相对较差。HSV在有蛋白质的溶液中比较稳定，冻干后甚可保存数年。

1. HSV会致癌吗？

HSV-1通常引起口唇、口腔、咽部、鼻部、眼部的皮肤、黏膜感染，还可以引起神经系统的感染；HSV-2则主要引起生殖器疱疹。不少病毒除了引起感染性疾病外，还可引起免疫炎症相关性疾病以及恶性肿瘤，比如皮肤科或皮肤性病科常见的炎症性皮肤病多形红斑和玫瑰糠疹的发病与病毒感染相关，而同属于人类疱疹病毒家族的EB病毒（EBV）感染还可以诱发伯基特淋巴瘤和鼻咽癌。早在1965年国外Naib等人在进行阴道-宫颈脱落细胞学涂片检查时发现，大约有15%的HSV-2感染患者伴有宫颈上皮细胞不典型增生和原位癌，故提出HSV-2可能是宫颈癌致病因子的假说。在同一年代，科学家将主要目光投向了HSV-2，它是最早被认为在宫颈癌病因中起作用的一种病毒，其诱发宫颈癌是因为HSV的DNA可整合到正常组织的DNA中，使正常细胞转化为癌细胞，从而导致感染病毒的宫颈组织逐渐演变为不典型增生和原位癌，直至发展为浸润癌。20世纪80年代，国内外有大量研究资料证实，宫颈癌患者血清中HSV-2抗体的平均滴度明显高于非宫颈癌患者，提示宫颈癌患者感染HSV-2的比例明显高于非宫颈癌患者，HSV-2感染可能是宫颈癌发生的高危因素。学者通过比较宫颈癌活检组织、宫颈不典型增生标本以及慢性宫颈炎标本中HSV-2的抗原或核酸阳性发现比例，发现宫颈癌组织标本中HSV-2 DNA检出率相对较低，这可能与HSV-2在宫颈癌发生中起"打了就跑"的作用有关。1982年，Zur Hausen等学者研究认为高危型HPV亚型HPV 16、18型与HSV-2可能对宫颈细胞存在协同致癌作用，HSV-2可能作为"启动子"反复作用于宫颈上皮细胞，HPV 16、18型作为"促进子"使细胞发生癌变。大量体外试验也表明，HSV-2中的转化片段Bg1ⅡN和HPV 16、18型能转化人成纤维细胞或角质形成细胞。带有Bg1ⅡN片段的质粒能使整合有HPV16型序列的生殖道上皮转化为鳞状细胞癌。其后，庄坚等学者又对HPV DNA、HSV-2 DNA进行了相关性分析，结果显示HPV和HSV-2之间的感染有显著相关性，提示二者间的感染似有协同作用。近年来，王静等学者研究还发现，宫颈癌的发生与HSV-2感染相关。其可能涉及的机制如下：HSV-2感染可能通过使宫颈上皮细胞增殖细胞核抗原（PCNA）表达上调，并抑制宫颈癌变细胞Fas的表达，促进病毒感染细胞过度增殖并使凋亡减弱而致癌；HSV-2可能会使宫颈癌变细胞FasL表达上调，干扰机体免疫细胞活性及免疫监控，使宫颈癌细胞逃逸来自机体的免疫杀伤（Fas/FasL为一种与细胞凋亡相关的糖蛋白）。既往有研究发现HSV-1的感染与唇癌的发生有关，但HSV与头颈部其他肿瘤之间的关联尚不确定。

专家总结

　　HSV感染已被认为是人类恶性肿瘤发展的危险因素，HSV可能通过多种方式导致感染细胞发生不良病变，增加癌变风险。

2. HSV感染会影响优生优育吗？

　　从HSV感染的自然病程，我们可以看出：HSV感染不仅会引起患者皮肤、黏膜的损害，还可能引起神经系统等其他系统损害，危害胎儿、新生儿健康，甚至导致反复感染部位的细胞发生癌变。从这个层面来讲，HSV对人体的危害是比较大的。那么HSV感染到底会不会影响人群的优生优育呢？

　　众所周知，优生优育包括以下几个需要关注的因素：社会环境－生物因素、家庭与婚姻因素、父母本身健康状态（包括基因、身体状态与疾病）以及胎儿、新生儿的健康状态（包括基因、身体状态与疾病）等。

　　让我们来逐一剖析HSV感染对以上因素可能存在的影响。第一，从社会环境－生物因素上讲，大部分HSV感染者可能没有临床表现，这使得HSV更易从性病的高危人群向普通人群传播，影响患者身体健康、学习与生活质量，对即将步入婚姻殿堂以及适婚生育年龄段的夫妇造成健康和经济负担，从而影响优生优育。

第二，HSV感染所致的生殖器疱疹属于性病，夫妻一方的感染，一方面可能传染给另一方，另一方面还可能影响夫妻间的家庭幸福和婚姻幸福，产生对优生优育的影响。第三，HSV本身就可以使患者的身体健康状态遭到破坏，尤其是反复发作的病毒感染可能致癌，这可对适婚生育年龄段夫妇的生育能力造成潜在影响。第四，HSV可能对新生儿、胎儿造成严重感染，甚至是致命的感染，这严重影响和破坏胎儿、新生儿的健康状态，从而在胎儿、新生儿层面影响优生优育。

专家总结

　　无论是夫妻哪一方或双方感染HSV都可能影响优生优育。尽管如此，生殖器疱疹仍可防、可治。本病对于大多数成人患者而言，本身就具有自限性，尤其是复发患者，临床症状更加轻微，也不易出现病毒血症，故在专科医生指导下，若患者能积极配合规范化治疗和随访，在疾病得到良好控制后，仍能正常结婚、生育。

（杨戈）

问题53 生殖器疱疹的潜伏期有多长?

生殖器疱疹的潜伏期可能与首次感染病毒的数量、感染部位以及机体免疫力水平有关。根据临床表现和病程的不同,生殖器疱疹分为初发性生殖器疱疹和复发性生殖器疱疹。

初发性生殖器疱疹是指第一次出现临床表现的生殖器疱疹,包括原发性生殖器疱疹(即第一次感染出现症状)和非原发性生殖器疱疹(即第一次感染HSV后,再次感染另一型HSV并出现症状者)。初发性生殖器疱疹潜伏期一般为2~20天,平均 6 天。此类型生殖器疱疹初起为红斑和丘疱疹,很快发展为集簇或散在的小水疱,2~4天可破溃形成糜烂或浅表溃疡,伴有烧灼感和疼痛。原发感染的初发性生殖器疱疹患者临床症状相对较重,常伴发热、乏力、头痛、肌痛等全身症状,可伴有腹股沟淋巴结肿大,有压痛,病程较长。

与初发性生殖器疱疹相比,复发性生殖器疱疹自觉症状较轻,水疱、糜烂或溃疡皮损数目较少,病程较短,多在1周内愈合,腹股沟淋巴结肿大和全身症状少见。患者皮损复发前可有前驱症状,表现为局部烧灼感、刺痛感或感觉异常等。少部分患者临床症状不典型,仅表现为发作性外生殖器或肛门周围红斑、裂隙、糜烂等。

(杨戈)

| 问题54 | 生殖器疱疹可以通过哪些途径感染和传播？什么人容易罹患生殖器疱疹？ |

1.生殖器疱疹感染和传播的途径

生殖器疱疹的病原体为HSV，人是HSV的唯一自然宿主。疾病发作期患者、恢复期患者，以及无明显症状的病毒感染者为该病的传染源。生殖器疱疹主要通过皮损处的水疱疱液、局部渗出液、病损皮肤、黏膜表面等存在的HSV进行传播。生殖器疱疹常见的传播途径如下：

（1）性接触传播

既然生殖器疱疹属于性病，当然性接触传播是主要传播途径。大多数患者通过性接触途径感染HSV。初发性和复发性生殖器疱疹患者，HSV在神经细胞内大量复制、繁殖，合成完整的具有传染性的病毒颗粒，并沿神经末梢到达局部皮肤、黏膜引起皮损，故局部皮损部位皮肤、黏膜表面存在较多的HSV。在性接触过程中，由于存在摩擦，接触部位的皮肤、黏膜容易出现破损，那么患者皮肤、黏膜表面的HSV即可通过这些破损在性接触过程感染对方，即便某些破损仅是一些微小裂隙。有肛周、肛管内性接触史者，可在肛周及肛管部位接种HSV引起相应皮肤、黏膜损害。

（2）母婴传播

患生殖器疱疹的孕妇，若存在病毒血症，则HSV可由母体经胎盘传播给胎儿，引起胎儿的宫内感染。也可因为羊膜早破而发生逆行感染，或在分娩过程中受感染。HSV感染胎儿后可影响胎儿器官分化发育，尤其在妊娠前3月，这一时间段为胎儿各器官分化发育关键阶段，甚或引起胎儿死亡。故HSV的母婴传播可引起多种不良妊娠结局，如流产、死产、早产、胎儿畸形或新生儿HSV感染，严重影响胎儿及新生儿的健康。

（3）间接接触传播

如前述，HSV在体外生存能力较差，其他间接途径感染机会较小。少数患者可经接吻或接触被污染的日常生活用品等发生感染。

2. 容易罹患生殖器疱疹的人群

如前述，明确生殖器疱疹的感染和传播途径之后，我们来看一下到底有哪些人群是罹患生殖器疱疹的高危人群和易感人群。人群普遍对HSV易感。

从性接触传播而言，若该人群存在性伴侣不固定，或存在多个性伴侣，或存在婚外性行为史，或吸毒后性乱史，或曾经接触的性伴侣患有生殖器疱疹，或其配偶患有生殖器疱疹，或性接触时未采取保护措施（如未正确及规范使用安全套），或存在性接触部位、性接触方式特殊，更易出现接触部位皮肤、黏膜的破损者（如口腔黏膜、肛门及肛管内性接触，尤其是上述性接触方式的被动方）等感染生殖器疱疹的高危因素，即是通过性接触传播感染生殖器疱疹的高危人群和易感人群。一般而言，性接触的主动方患有生殖器疱疹传染给被动方的概率要大于性接触的被动方患有生殖器疱疹传染给主动方的概率。因此，这类传播途径以性接触中的被动方更危险，罹患生殖器疱疹的概率更高，特别是某些特殊性接触方式。这类患者多集中在年轻的性活跃人群中。

从母婴传播而言，若新生儿的生母为生殖器疱疹患者，尤其是伴有HSV病毒血症的生殖器疱疹孕、产妇，是胎儿、新生儿感染HSV的高危因素，这类胎儿、新生儿更易感染HSV，有时甚至可能是致命的感染。

从其他间接途径而言，一般人群若接触被生殖器疱疹患者皮损分泌物污染的日常用品，也存在感染HSV的风险，可能成为生殖器疱疹的易感人群。

（杨戈）

问题55　生殖器疱疹没有发作的时候有传染性吗？

生殖器疱疹是由HSV感染引起的主要累及泌尿生殖道以及肛门部位皮肤、黏膜的常见性病之一。HSV属于嗜神经的疱疹病毒，对神经细胞亲和力强，可在感染后长期潜伏在局部神经节细胞内（如骶神经节内），并逃避免疫监视，极难彻底清除。一旦宿主机体抵抗力降低或受到精神压力、受凉、熬夜、饮酒、发热、细菌感染等外界刺激时，HSV可被重新激活并大量复制，装配形成较多具有传染性的完整HSV病毒颗粒，后者可通过相应神经节细胞所属的神经末梢到达局部皮肤、黏膜，使局部皮肤、黏膜细胞发生病变（如表皮细胞水肿、细胞肿胀、细胞融合或细胞破裂等），导致机体再次出现相应临床症状（如红斑、水疱、糜烂、渗液，甚至浅表溃疡）。因此，在生殖器疱疹发作时，皮损局部及疱液、分泌物中含有大量具有传染性的HSV病毒颗粒，此时具有较强的传染性。这也是生殖器疱疹具有传染性的主要发生机制。

但是生殖器疱疹在没有复发时只能说相对复发而言传染性比较小，并不是100%没有传染性。有研究表明，在生殖器疱疹未复发时，潜伏在神经节细胞内的HSV也可能有少量病毒复制，并通过神经末梢释放至局部皮肤、黏膜形成一些微小病灶，此时局部皮肤、黏膜的病毒颗粒相对较少，传染性不如皮损明显复发时那么强。目前虽然有针对HSV的特异性抗病毒药物（如伐昔洛韦、泛昔洛韦、阿昔洛韦等），但这类药物均属于核苷类抗病毒药物，仅对复制状态的病毒具有抑制作用，并不能彻底杀灭神经节细胞内潜伏的HSV，故即使在系统或局部抗病毒治疗后，HSV仍可再次复制，从而导致生殖器疱疹患者具有传染性。

专家总结

　　生殖器疱疹没有发作的时候仍可能具有传染性，但传染性不如皮损发作时强，故为了预防生殖器疱疹，大家仍需要尽量避免接触生殖器疱疹高危人群，避免高危性行为。

（杨戈）

问题56 **生殖器疱疹的主要临床表现是什么？好发部位有哪些？**

1. 生殖器疱疹的临床表现

　　生殖器疱疹临床上分为初发性生殖器疱疹（包括原发性生殖器疱疹和非原发性生殖器疱疹）和复发性生殖器疱疹。好发于15～45岁的性活跃人群。皮损表现多样，且无症状者多见。有症状者可表现为典型的集簇性水疱、脓疱、糜烂、溃疡及结痂，也可表现为非特异性红斑、丘疹、硬结、疖肿、毛囊炎、皮肤擦破、呈红肿渗液改变的包皮龟头炎或女性外阴炎，损害处有疼痛、瘙痒、烧灼感。原发性生殖器疱疹感染者中大约40%的男性和70%的女性有全身症状，表现为发热、头痛、肌痛、全身乏力，多有局部淋巴结肿痛。部分患者可出现疱疹性尿道炎及膀胱炎症状，女性可出现疱疹性宫颈炎，此时尿道、阴道分泌物增多。部分患者还可出现肛门直肠受累的里急后重、便秘、肛门直肠疼痛、黏液脓性分泌物等。少数患者可出现疱疹性咽炎，可能与口-生殖器接触有关。极少数患者可出现感觉异常或神经痛。所以原发性生殖器疱疹感染者症状重，病程长。非原发性生殖器疱疹感染者症状比原发性感染者轻，病程比较短。复发性感染者较前两者症状轻，病程也较短。

严重HSV感染包括：疱疹性脑膜炎，主要表现为头痛、颈强直、畏光、脑脊液异常等；脊髓脊神经根病，主要表现为臀部、会阴或下肢麻木，感觉异常、神经痛、尿潴留、便秘或阳痿等，脑脊液异常、肌电图异常；播散性感染，如食管受累表现为吞咽痛、吞咽困难、胸骨后和胸骨下痛、消瘦、发热等；下呼吸道感染，表现为气管支气管炎、肺炎；HSV性肝炎，表现为发热、腹痛、腹部压痛、肝功能异常等。

特殊人群HSV感染包括：孕妇及新生儿HSV感染（母婴传播可引起流产、早产、宫内发育迟缓，甚至胎儿死亡，若发生新生儿脑炎表现为发热、嗜睡、喂养困难、抽搐甚至死亡）；免疫缺陷人群HSV感染（常表现为频繁复发，累及多个部位，持续时间延长，病毒排放时间延长，也可累及多个内脏器官，可对现有抗HSV药物产生抗药性）。

2. 生殖器疱疹的好发部位

由于HSV潜伏在骶神经节，故生殖器疱疹好发部位即为骶神经分布区。男性好发于冠状沟、包皮、阴茎干、龟头、尿道口，少见的部位为阴茎根、腹股沟、阴囊、肛周、臀部等；女性多见于大阴唇、小阴唇、阴道口、宫颈、会阴、肛周，少见的部位为阴阜、腹股沟、臀部等。

研究发现有相当比例的生殖器疱疹患者临床症状消退后存在无症状HSV排放，排放部位女性在宫颈、阴道、外阴、直肠、尿道，男性在阴茎、尿道。已有证据证明无症状排放的HSV存在于患者的唾液、宫颈分泌物、精液、前列腺液中。

如发生严重的播散性感染即可累及相应的器官如脑膜、食管、下呼吸道、肝脏等，多见于免疫抑制或感染HIV的人群。

（付柏林）

问题57 有什么实验室检测手段可以确诊生殖器疱疹？

1.病毒分离培养法

此法是生殖器疱疹实验室诊断的"金标准"，敏感性和特异性好，但对实验室条件要求较高，也较费时。一般需2～3天，也可长达14天。水疱、脓疱、溃疡、结痂和斑丘疹皮损HSV分离和敏感性分别为94%、87%、70%、27%和25%。

2.抗原检测

抗原检测是目前最常用的快速诊断方法，均以HSV抗体为基础，包括直接免疫荧光法（DIA）、免疫酶染色（IIP）和ELISA。时间为20分钟至4小时，敏感性是病毒分离培养法的70%~90%。

3.聚合酶链反应

病毒DNA通过PCR体外扩增，增加了检出的敏感性，但由于污染的问题，需注意假阳性。该试验需要在有资质的实验室开展。

4.血清学方法

HSV型特异性血清学诊断方法（蛋白印迹和部分ELISA），采用HSV糖蛋白G为抗原，可敏感、特异性地检出并区别两型HSV血清抗体。血清学诊断不能区分口唇或生殖器等感染部位，但HSV型特异性血清抗体检测是发现亚临床或无症状感染的最可行手段。

5.细胞学检查

在皮损基底部取材涂片，行巴氏染色或瑞特-吉姆萨染色检查，可见感染细胞出现胞质空泡、多核巨细胞，也可见细胞核内包涵体。敏感性只有病毒分离培养法的40%~50%，不具特异性。

6.电子显微镜检查

查疱液，可发现其中有病毒颗粒，敏感性为10%，且不能与其他病毒区别。

（付柏林）

问题58 为什么生殖器疱疹容易复发？

人类是HSV的唯一宿主，病毒离开人体则不能生存。HSV具有嗜神经节细胞而形成潜伏感染的特性。感染生殖器疱疹后即使是临床症状消退，仍有少量残存的病毒经周围神经沿神经轴转移至骶神经节而长期潜伏下来，当机体抵抗力下降或某些激发因素如发热、受凉、感染、月经、胃肠功能紊乱、创伤等作用下，潜伏的病毒被激活，病毒下行至皮肤、黏膜表面引起皮损导致疾病复发，故HSV潜伏感染是生殖器疱疹复发的根本原因。形成潜伏感染的确切机制尚不明确，有研究发现HSV潜伏感染的建立和维持与HSV的潜伏相关转录体（latency associated transcript，LAT）有关，另有研究发现HSV的潜伏状态与不同类型病毒的特定适应性有关。对HSV潜伏状态的维持起关键作用的还在于宿主免疫功能是否正常。避免诱因和应用增强免疫功能的药物后，生殖器疱疹复发率明显降低。

（付柏林）

问题59　生殖器疱疹的治疗目的是什么？健康教育重要吗？相关诊疗进展有哪些？

1.生殖器疱疹的治疗目的

生殖器疱疹是一种复发性疾病，目前尚无治愈的方法，反复发作常给患者带来生理上和心理上的痛苦。孕妇感染可引起胎儿宫内HSV感染和新生儿疱疹，影响优生优育。生殖器疱疹治疗的目的是消除症状，缩短排毒时间，减轻传染性，缩短病程，减少并发症，预防和减少复发，提高患者生活质量。

2.健康教育很重要

生殖器疱疹是一种复发性疾病，抗病毒治疗只能减轻症状，减少复发。所以在人群中开展健康教育尤为重要，具体内容如下：①倡导健康的性行为，避免高危性接触。②提倡使用安全套，无症状期可以减少HSV的传播，但出现皮损时应避免性生活。③对患者实施心理干预和健康教育，缓解心理紧张和焦虑情绪，使患者了解该病复发的诱因，避免诱因，规律生活，适当锻炼可减少复发。④向育龄人群讲解生殖器疱疹母婴传播的危险性，预防胎儿和新生儿感染。

3.相关诊疗进展

由于目前的抗病毒治疗或联合使用免疫调节剂都不能彻底

清除HSV，故研究HSV疫苗已成为预防和治疗生殖器疱疹的关键。理想的HSV疫苗应能预防生殖器疱疹和防止生殖器疱疹的复发。目前研究较多的是多肽疫苗、以病毒为载体的基因工程活疫苗、减毒活疫苗和核酸疫苗，其中多肽疫苗和以病毒为载体的基因工程活疫苗是HSV疫苗研究的发展趋势，病毒疫苗可能仍然是预防病毒感染的有力武器！

（付柏林）

问题60　目前常用的治疗生殖器疱疹的药物包括哪些？

生殖器疱疹的治疗可根据患者的实际情况选用如下方案：

1.初发性生殖器疱疹

推荐方案：口服阿昔洛韦，共7～10天；或伐昔洛韦，共7～10天；或泛昔洛韦，共7～10天。还可选择中西医结合治疗，如清肝利湿解毒方，推荐龙胆泻肝汤加减。

2.复发性生殖器疱疹

采用间歇疗法，最好在患者出现前驱症状或皮损出现24小时内使用。推荐方案仍然是上述的抗病毒药物，但服用的时间均有所缩短。如泛昔洛韦或伐昔洛韦口服，共5天。也可选择中西医结合治疗，如龙胆泻肝汤加减，健脾利湿，扶正祛邪。

3.频繁复发的生殖器疱疹（每年复发超过6次）

可采用抗病毒药物小剂量、长期抑制疗法。推荐方案：口服泛昔洛韦或伐昔洛韦（每天总剂量较常规剂量减量），需长期持续给药，疗程一般为4~12个月。服药期间需定期复查血常规及肝肾功能等。

4.HIV感染的生殖器疱疹

间歇疗法：口服阿昔洛韦或伐昔洛韦或泛昔洛韦，共5~10天。

抑制疗法：口服阿昔洛韦或伐昔洛韦或泛昔洛韦，疗程一般4~12个月。

5.局部处理

可外用3% 阿昔洛韦乳膏或1% 喷昔洛韦乳膏。糜烂皮损中药可推荐紫草油、甘草油、青黛油、喉风散外用。另有研究证明，中药黄柏有杀菌、止痒、清热、解毒的功效，黄柏液对上皮细胞爬行有利，能促使创面愈合。

生殖器疱疹的治疗评价如下：

1.前驱期治疗

对复发患者，若既往皮损部位再次出现疼痛、瘙痒、烧灼感等前驱症状或出现皮损24小时内就开始治疗，可有效抑制HSV的排毒，有利于加速皮损愈合，改善局部症状。

2.长期抑制疗法

可使复发次数减少75%或以上，降低生殖器疱疹的复发率，提高患者的生活质量，其安全性及有效性已经证实。

3.目前抗病毒治疗的局限性

目前的抗病毒药物不能彻底清除潜伏的病毒，停药后生殖器疱疹仍可复发。长期用药需要监测药物的不良反应。

4.耐药的HSV感染

对阿昔洛韦、伐昔洛韦或泛昔洛韦耐药的HSV感染是极罕见的，常发生于免疫功能受损的患者，但通常对膦甲酸和西多福韦敏感。随着抗HSV的抗病毒药物使用越来越广泛，必须对免疫功能受损患者是否出现耐药病毒株进行监测。

（李娟）

问题61 **目前能根治生殖器疱疹吗？频繁复发的生殖器疱疹需要如何治疗？**

HSV属于人类疱疹病毒α疱疹病毒科，该病毒具有嗜神经性，对神经细胞亲和力比较高。首次发病后，病毒可在神经节中建立并终身潜伏，原发性生殖器感染主要累及骶神经节。病毒在这里可以被重新激活，引起反复感染。在免疫遗传易感性存在的情况下，病毒再激活很常见，但随着年龄的增长，复发率逐渐减少。许多生理和环境因素，如发热、月经、紫外线、压力或创伤都可能是诱因。内源性病毒再激活可表现为复发性生殖器疱疹。几乎每一个由HSV-2引起的有症状的原发性生殖器疱疹患者都会复发，且1/3的患者复发频率可为每年至少6次。HSV-1感染引起的复发性生殖器的发生率比HSV-2低20%以上。复发几乎总是在皮肤和黏膜病变暴发前1～2天出现前驱症状，如神经痛症状、感觉障碍或腰骶部皮区疼痛。与原发感染相比，复发症状较轻，临床病程较短。

目前，虽然有针对HSV的特异性抗病毒药物，如阿昔洛韦、伐昔洛韦及泛昔洛韦等，可系统或局部用于生殖器疱疹的抗病毒治疗。但是这类药物均属于核苷类抗病毒药物，通过模拟病毒复制过程所需要的核苷酸，达到选择性抑制疱疹病毒DNA合成和复制的作用，也就是说这类药物仅对复制状态的HSV有抑制作用。由于目前治疗尚不能将体内潜伏感染的HSV彻底清除，从这个意义上，其也是导致HSV感染所致生殖器疱疹反复发作的原因之一。

专家总结

目前还没有药物和治疗手段能根治生殖器疱疹，但该病亦不是终身复发的疾病，绝大部分患者随年龄增加，复发率逐渐减少，且多数患者复发的临床症状轻微，病程具有自限性。

生殖器疱疹的复发是自限性的，通常会引起轻微症状。频繁复发的生殖器疱疹其治疗目的是减少病毒排出，缩短病程，促进皮损愈合，减少传染性，可根据复发的频率、症状选择治疗方法。

发作频率每年≤6次，复发皮损少，自觉症状轻，大多数患者只需要支持治疗，简单的局部治疗就足够了。复发性生殖器疱疹的间歇疗法：用于病情复发时，可减轻病情的严重程度，缩短复发时间，减少病毒排出。间歇疗法最好在患者出现症状24小时内使用。我国《生殖器疱疹中西医结合诊疗共识（2020年）》推荐方案：口服阿昔洛韦，共5天；或口服伐昔洛韦，共5天；或口服泛昔洛韦，共5天。口服阿昔洛韦、伐昔洛韦和泛昔洛韦可有效缩短复发性生殖器疱疹的持续时间和严重程度。对这些药物的治疗效果进行的对比研究表明，每种抗病毒药物的治疗效果没有明显差别，或者延长5天治疗并不优于超短期治疗。在接受早期治疗的患者中，有多达1/3的病变被及时控制。因此为确保及时治疗，建议患者随身携带少量药物。

发作频率每年＞6次，复发皮损多，自觉症状重，建议选择中西医结合治疗。可采用长期抑制疗法。推荐方案：口服阿昔洛韦或伐昔洛韦或泛昔洛韦，需长期持续给药，疗程一般为4～12个月。所有患者接受抑制性抗病毒治疗后，复发频率显著降低。然而，大多数患者仍会偶尔出现复发。在抑制性抗病毒治疗方面，阿昔洛韦的经验最为丰富，患者的安全性和耐药数据得到超

过数十年的连续监测，但由于阿昔洛韦的生物利用度低，可能存
在较多副作用，目前已经少用。尽管定期监测血常规及肝肾功能
不是非必要的，但考虑到患者情况，定期评估是否需要继续治疗
可能是谨慎的做法。然而，即使在长时间抑制后，许多患者在停
药和重新评估时未发现疾病频率或严重程度有显著变化。

（李娟）

问题62　孕妇的生殖器疱疹怎么治疗？

在抗病毒药物中，阿昔洛韦在妊娠期的研究最多。动物和
人类数据表明，它在妊娠期是安全的，并能有效减少病毒排出和
病变持续。阿昔洛韦是一种核苷类似物，可进入受病毒感染的细
胞，特异性地抑制病毒胸苷激酶，从而抑制DNA复制。伐昔洛
韦是阿昔洛韦的前体药物，在肝脏代谢后迅速转化为阿昔洛韦。
因此，伐昔洛韦被认为具有与阿昔洛韦相似的安全性。

由于伐昔洛韦具有更高的生物利用度，并且可以更少地服
用，因此与阿昔洛韦相比，患者对伐昔洛韦的依从性可能更高。
尽管伐昔洛韦通常比阿昔洛韦更贵。两种药物的药物代谢动力学
已在妊娠期进行了评估。阿昔洛韦和伐昔洛韦给药后，羊水中有
阿昔洛韦浓度的证据，但没有胎儿优先药物蓄积的证据。没有关
于泛昔洛韦在妊娠期使用的公开数据。没有证据表明暴露于阿昔

洛韦会增加胎儿或新生儿的不良反应。

初次发作时，应给孕妇口服抗病毒治疗，以减少症状持续时间和严重程度，并减少病毒脱落的持续时间。对于病情严重的患者，如果当时病变未完全愈合，可延长口服治疗10天以上。阿昔洛韦可静脉注射给严重生殖器HSV感染或播散性疱疹感染的孕妇。原发性或妊娠期非原发性初次发作，以及有生殖器疱疹临床病史的女性，应在妊娠36周开始给予抑制病毒治疗。而且，对于发生在妊娠晚期的原发性疾病发作，可以考虑继续抗病毒治疗直到分娩。

在妊娠前或妊娠期间被诊断为生殖器疱疹的妇女，在妊娠36周开始的抑制治疗已被证实可以降低HSV在分娩时因疱疹复发而行剖宫产术和无症状脱落的风险。由于肾清除率增强，用于抑制妊娠期HSV复发感染的抗病毒药物剂量高于非妊娠期的相应剂量。

尽管目前抗病毒药物在妊娠期的研究较多，但阿昔洛韦尚未被正式批准用于妊娠期，尤其在妊娠第15周之前应避免给药。抗病毒治疗能否有效降低新生儿HSV感染的证据还不充分，且目前的研究资料亦不能完全肯定孕期应用抗病毒药物绝对安全。但对有症状的HSV感染，特别是妊娠末期原发性生殖器疱疹或临床表现严重的复发性生殖器疱疹，口服抗病毒药物治疗的益处显著高于其风险性。治疗前，患者及其家属应充分了解目前药物治疗的利弊，在知情同意的前提下，遵照医嘱用药，并密切随访！

（李娟）

问题63　合并HIV感染的生殖器疱疹治疗需要注意什么？

　　HIV感染者合并HSV感染更常见且病情更严重和不典型。皮损持续时间长，复发频繁，并发症多，治疗困难，且易产生耐药。

　　HSV和HIV感染之间存在流行病学协同作用。HSV感染激活HIV复制，并可能促使HIV进一步传播给性伴侣。使用伐昔洛韦对HSV-2感染进行抑制治疗已被证实可减少女性生殖道HIV脱落。此外，流行和偶发HSV-2感染均与HIV感染风险增加相关。未经治疗的HIV感染者的生殖器疱疹自然史与HIV阴性个体有显著差异。疱疹再激活最重要的危险因素是HIV相关的免疫抑制程度。

　　用于治疗未感染HIV患者生殖器疱疹的经典系统性抗病毒药物已被证实可成功治疗HIV感染的生殖器疱疹患者。抗疱疹药物耐药在合并HIV感染的患者中更为常见，且与生殖器疱疹治疗失败相关。抗病毒治疗（通常为阿昔洛韦/伐昔洛韦）10天内无应答可定义为临床治疗失败。在这种情况下，应怀疑有病毒耐药菌株感染。阿昔洛韦/伐昔洛韦产生耐药的情况下，膦甲酸适用于替代治疗。

　　在艾滋病流行早期进行的前瞻性研究表明，HIV感染者的临床损伤可能是持续性的和进行性的。生殖器疱疹，包括慢性糜烂性病变，可能是抗反转录病毒联合治疗后免疫重建炎症综合征（IRIS）的表现。在没有增加抗病毒药物耐药的情况下，HSV相关的IRIS可能对以前有效的抗疱疹病毒治疗没有反应，但局部应用西多福韦可能有效。

多项研究表明，使用现有药物进行抑制性抗病毒治疗对HIV感染或传播风险无效。不建议仅用于管理或减少HIV传播或获得风险的HSV治疗。故对合并HIV感染者初发和复发性生殖器疱疹的发作期建议可选择中西医结合治疗。

（李娟）

生殖器疱疹案例分析

青年男性患者，未婚，务工人员，因"阴茎部位反复出现红斑、水疱伴刺痛4月"至当地医院皮肤科门诊就诊。接诊医生仔细询问患者，发现患者在皮损初次发作前有非婚性行为，未戴安全套，第一次发作持续时间超过1周，之后每逢熬夜或饮酒后皮损易复发，因症状轻微，一般1周内皮损自愈，未引起重视。近期看见医院性病科普知识宣传，皮损在饮酒后复发，为求明确诊断和治疗，来医院皮肤科就诊。查体发现患者阴茎部位有多个成簇分布的红斑及小水疱，未见明显破溃及糜烂（如图20）。

接诊医生完善患者皮损水疱疱液HSV-1/2核酸分型筛查，并在患者的要求下自愿完善梅毒及HIV筛查。实验室检查结果提示，患者皮损组织液

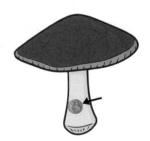

图20 阴茎部位皮损概念图
（杨戈供图）

HSV-2核酸阳性，HSV-1核酸阴性，梅毒及HIV筛查均为阴性，遂诊断为"生殖器疱疹"，并上报传染病疫情，给予患者泛昔洛韦口服及喷昔洛韦乳膏外用，嘱患者避免熬夜及饮酒，避免再次高危性行为。近期性伴侣无法联系。患者皮损在治疗后1周内逐渐干涸结痂消退，之后复发次数逐渐减少，随访2年后基本无复发。

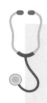

参考文献

[1]李玲,罗慧琴,崔玉英.HPV16/18、HSVⅡ协同感染与宫颈病变关系的研究分析[J].国际检验医学杂志,2012,33(16):2022-2024.

[2]李乾鹏,傅志华,武照,等.病毒感染在口腔鳞状细胞癌中的病因学作用[J].口腔医学,2019,39(7):655-659.

[3]王静,吕申,王朝晖.单纯疱疹病毒Ⅱ型感染对细胞增殖、凋亡的影响及与宫颈癌发生关系的研究[J].中国冶金工业医学杂志,2009,26(2):134-135.

[4]于艳秋,于洪钧.生殖器疱疹研究和治疗进展[J].中国中西医结合皮肤性病学杂志,2014,13(2):130-133.

[5]马慧军,朱文元.频发性生殖器疱疹的治疗研究进展[J].临床皮肤科杂志,2005,34(2):130-132.

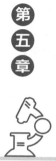

细菌感染——淋病

问题64　什么是淋病?

淋病是一种最为经典的性病,为淋球菌感染所致。淋病多发生于性活跃的青年男女,其传播途径主要是性接触传播。本病主要表现为泌尿生殖系统黏膜的化脓性炎症。男性最常见的表现是尿道炎,而女性则为宫颈炎。男性局部并发症主要为附睾炎,女性主要为盆腔炎。咽部、直肠和眼结膜亦可为原发感染部位。淋球菌经血行播散可导致播散性淋球菌感染,但临床上罕见。

近年来世界淋病有明显增加的趋势。我国改革开放以后淋病又死灰复燃,患者逐年呈直线增多,是性病主要发病病种。近几年随着梅毒病例的大幅上升,淋病病例呈逐年下降的趋势。但淋病仍为我国常见的性病,也是《中华人民共和国传染病防治法》中规定的需重点防治的乙类传染病。

(巩毓刚)

问题65　淋球菌在体外存活能力强吗?

淋病的病原体是淋病奈瑟球菌,俗称淋球菌,1879年由

Neisseria首次分离出。属奈瑟菌科，奈瑟菌属。淋球菌呈肾形，两个凹面相，大小一致，长约0.7微米，宽0.5微米。它是嗜CO_2的需氧菌，革兰染色阴性，最适宜在潮湿、温度为35摄氏度、含5%CO_2的环境中生长。

淋球菌无鞭毛、无荚膜、不形成芽孢，故对外界理化条件的抵抗力差，最怕干燥，在干燥环境中1～2小时即可死亡。在高温或低温条件下都易致死。对各种化学消毒剂的抵抗力也很弱。

（巩毓刚）

问题66 **淋病可以通过哪些途径感染和传播？什么人容易罹患淋病？**

1. 淋病感染和传播的途径

淋病最直接也是最常见的感染和传播途径为性接触传播，所以如果患者有不安全性行为或与患者群性交（亦包括口咽部与生殖器接触、肛门与生殖器接触、眼部及皮肤与生殖器接触等），可增加患病的概率。母亲有淋病史的新生儿，可经过羊膜腔感染或分娩时经产道感染，引起新生儿感染淋病。与淋病患者（尤其家中淋病患者）共用物品，如共用潮湿的浴巾等洗浴用品或共用内裤、床单被褥时，本病可能经过与患者间接接触感染，但此种间接接触感染概率较低，但需要指出的是大多数儿童淋病为此种传播途径，主要原因是儿童与患病家长共用洗浴器具和同床共睡。

目前尚未有明确证据证明淋球菌可通过呼吸道、消化道、血液系统或以气溶胶等途径传染，因为淋球菌对外界理化条件的抵抗力差，最怕干燥，在高温或低温条件下都易致死，且对各种化学消毒剂的抵抗力也很弱，故环境中的淋球菌不易存活，离体传染概率极低。

2. 容易罹患淋病的人群

人类对淋球菌普遍易感，罹患淋病的高风险人群为性活跃的青年男女。其最大的罹患群体为不安全性行为男女或与患者群性交（亦包括口交）者。同时母亲有淋病史的新生儿，亦可能经过羊膜腔感染或在分娩时感染。本病可通过与患者间接接触感染，与淋病患者（尤其家中淋病患者）共用物品，如共用浴巾等洗浴用品时可能感染，尤其是免疫力弱的儿童。

另外，有症状患者或处于潜伏状态的性伴侣亦有可能成为潜在的罹患者，应要求其性伴侣一同检查和共同治疗。在症状发作前或确诊淋病前2个月内与患者有过性接触的所有性伴侣，都应常规做淋球菌的检查和治疗，以排除这些易患群体感染的可能。如果患者最近一次性生活是在症状发作前或诊断前2个月，则其最近1名性伴侣也应该进行淋病的检查和治疗。所有明确诊断淋病的患者，在治疗未完成前，或其本人和性伴侣还有症状时避免性交。如果新生儿确诊有淋球菌感染时，应对患儿母亲及其分娩前2个月内的所有性伴侣进行检查和治疗。淋球菌性盆腔炎的女性患者出现症状前2个月内与其有性接触的所有性伴侣均应接受检查和治疗，即便其性伴侣没有任何症状，也应该常规进行筛查。

（巩毓刚）

问题67 不同人群淋病的好发部位有哪些？

1.男性淋病

男性急性淋病：好发于尿道，潜伏期一般为2～10天，常为3～5天。开始尿道口出现灼痒、红肿及外翻，逐渐出现排尿时灼痛，伴尿频，尿道口有少量黏液性分泌物。3或4天后，尿道黏膜上皮发生局灶性坏死，产生大量脓性分泌物，排尿时刺痛，龟头及包皮红肿显著。尿道中可见淋丝或血液，晨起时尿道口可结脓痂。伴轻重不等的全身症状。

男性慢性淋病：主要好发部位亦为尿路，一般多无明显症状，当机体抵抗力降低，如熬夜、饮酒、压力过大、过度疲劳、频繁性交时，即可出现上述尿道炎症状，但比急性期轻微。

男性淋病的并发症：主要好发于泌尿生殖系统，表现为前列腺炎和精囊炎、附睾炎和尿道球腺炎，也可以见到淋球菌性包皮龟头炎及腺性尿道炎、潴留囊肿、淋巴管炎、淋巴结炎及包皮腺脓肿等。

2.女性淋病

女性急性淋病：一般好发于尿道及生殖系统，有时还会波及直肠及肛门。感染后开始症状轻微或无症状，随着疾病的逐渐发展，可相继出现尿道炎、宫颈炎、尿道旁腺炎、前庭大腺炎及直肠炎等，其中以宫颈炎最常见。大多数女性淋病患者同时出现尿道感染。淋球菌性宫颈炎常见，多与尿道炎同时出现。

女性慢性淋病：主要好发部位为生殖系统，如盆腔及宫颈等，一般见于急性淋病未充分治疗时，表现为下腹坠胀、腰酸背痛、白带较多等。

妊娠合并淋病：一般潜伏于生殖道，如宫腔和阴道，多无临床症状。患淋病的孕妇分娩时，可经过产道感染胎儿，特别是胎位呈臀先露时尤易被感染，可发生胎膜早破、羊膜腔感染、早产、产后败血症和子宫内膜炎等。

幼女淋球菌性外阴阴道炎：好发于外生殖道和肛周，表现为外阴、会阴和肛周红肿，阴道脓性分泌物较多，可伴有尿路刺激症状，如尿痛及局部皮肤溃烂。由于幼女阴道上皮发育不完全，阴道内缺乏乳酸杆菌，不能保持阴道内应有的酸度（pH值=4.5），较易受淋球菌侵犯，因此，儿童淋病多发生于女童，男童相对较少。与成年女性不同，女性儿童子宫及宫颈发育不全，淋球菌不易侵入。因此，儿童子宫及宫腔、盆腔感染的发生率较低。

女性淋病的并发症：主要好发部位为泌尿生殖系统，表现为淋球菌性前庭大腺炎、淋球菌性尿道旁腺炎、淋球菌性肛周炎、淋球菌性盆腔炎性疾病等。

淋病在泌尿生殖器以外的好发部位主要有结膜、咽喉部及直肠，分别表现为淋球菌性结膜炎、淋球菌性咽炎及淋球菌性直肠炎。少见情况还可能出现播散性淋病，即播散性淋球菌感染，表现为低中度发热，体温多在39摄氏度以下，可伴乏力、食欲下降等其他症状，伴有心血管、神经系统受累的表现。

（巩毓刚）

问题68 淋球菌性尿道炎、淋球菌性宫颈炎的潜伏期有多长？

只有25%男性与淋病患者性接触后会有淋球菌性尿道炎的症状，症状一般发生在性接触后2～10天，常为3～5天。有一些患者症状轻微，经过几天到几周，未治疗的症状也会缓解，但可能发生局部的并发症，比如包皮腺炎、尿道球腺炎、附睾炎、精囊炎、前列腺炎等。

女性与淋病患者性接触后，超过半数都会产生淋球菌性宫颈炎或尿道炎的症状。症状出现比男性更晚，一般发生在感染后几天到几周。跟男性淋病患者相比，80%的女性患者症状比较轻微，甚至没有症状，所以常常被忽略而不去治疗。故淋球菌性宫颈炎或尿道炎的潜伏期不易确定。

（毛玉洁）

问题69 淋病有哪些常见临床表现？

1. 成年人淋病常见临床表现

成年男性和女性淋病的临床表现很不同，一般来说，男性淋病多是有症状的，而女性淋病常常没有症状。男性最常见的表现为尿道炎，女性则为宫颈炎。男性局部并发症主要为附睾炎，女性主要为盆腔炎。咽部、直肠和眼结膜均可为最初感染部位。

男性淋病多为急性尿道炎，表现为尿道口红肿、刺痒、尿频、尿急、尿痛、排尿困难及尿道口的黄色脓性分泌物，常常封住尿道口呈"糊口"现象。其中，尿道分泌物和尿痛表现最为常见。尿道分泌物开始为黏液性，量较少，数天后出现大量脓性或脓血性分泌物。患者尿道口潮红、水肿。严重者可出现包皮龟头炎，表现为龟头、包皮内板红肿，有渗出物或糜烂，包皮水肿，甚至包皮嵌顿。偶见尿道瘘管和窦道。少数患者可出现后尿道炎，表现为尿频明显，会阴部坠胀，夜间痛性阴茎勃起。有少数患者会有微微发热及乏力的症状，两侧腹股沟淋巴结也因受到感染而出现红肿疼痛，甚至化脓。未经治疗或治疗不规范的患者可能出现局部的并发症，前列腺、附睾可能出现肿大疼痛，输精管可能由于炎症而阻塞，从而导致不育。

超过半数的女性淋病可有宫颈炎、尿道炎、前庭大腺炎、肛周炎。宫颈炎表现为阴道分泌物增多，分泌物呈脓性，宫颈充血、红肿，有性交痛、外阴刺痒烧灼感。尿道炎表现为尿频、尿急、尿痛、血尿。尿道口充血，有触痛及少量脓性分泌物，或挤压尿道后有脓性分泌物。前庭大腺炎通常为单侧性，表现为大阴唇局限性隆起，有红肿热痛，可形成脓肿，接触局部可有波动感。肛周炎表现为肛周潮红、轻度水肿，表面有脓性分泌物，伴有瘙痒感。女性淋病最重要的并发症是盆腔炎，包括子宫内膜炎、输卵管炎及盆腔腹膜炎。临床表现从有轻压腹痛到严重发热的腹痛、有附件团块的剧烈压痛，如不及时诊断、积极治疗，常可导致不育、异位妊娠和慢性盆腔痛。

2. 儿童淋病常见临床表现

儿童淋病有别于成人。首先，由于幼女阴道上皮发育不完全，阴道内缺乏乳酸杆菌，不能保持阴道内应有的酸度（pH值=4.5），较易受淋球菌侵犯，因此儿童淋病多发生于女童。其次，儿童淋病的症状不典型，常常容易误诊。此外，大多数儿童淋病为间接接触传染，与患病家长共用洗浴器具和同床共睡是儿童被传染的主要原因。女性儿童淋病主要临床表现为阴道排出脓性分泌物，外阴及肛门周围黏膜皮肤发生红肿、破溃、渗出、疼痛。部分患儿伴发有尿频、尿急、尿痛的尿道炎症状。疾病严重时可感染直肠，引起淋球菌性直肠炎。与成年女性不同，女性儿童子宫及宫颈发育不全，淋球菌不易侵入，因此，儿童子宫及宫腔、盆腔感染的发生率较低。男性儿童多发生尿道炎和包皮龟头炎，有尿痛和尿道脓性分泌物，检查可见包皮红肿、龟头和尿道口潮红。

3. 新生儿和成人的淋球菌性结膜炎临床表现的区别

两者的区别在于感染途径和受累数目不同。新生儿淋球菌性结膜炎大部分为分娩时经过患淋病的母亲产道时感染的，在出生后2~21天出现症状，多为双侧。成人淋球菌性结膜炎常常是患者自身或其性伴侣泌尿生殖道淋球菌感染的分泌物通过手指或毛巾等污染眼部造成的，多为单侧（如图21）。

新生儿及成人淋球菌性结膜炎的表现均为眼结合膜充血、水肿、脓性分泌物增多。严重时可导致角膜炎，角膜呈云雾状，可发生溃疡、穿孔，进而导致失明。

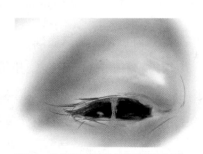

图21 成人淋球菌性结膜炎概念图
（杨戈供图）

4. 比较少见或罕见的淋病类型

比较少见或罕见的淋病有以下几类:

(1)淋球菌性口咽炎

主要发生于口咽部与生殖器有接触的患者。淋球菌性口炎表现为口腔黏膜充血发红,可有糜烂或浅表溃疡,上覆白色假膜,可擦去,形成出血性创面。90%以上的淋球菌性咽炎无明显症状,少数患者有咽干、灼热或疼痛感等咽部不适,咽部黏膜充血,咽后壁有黏液或脓性分泌物。

(2)淋球菌性直肠炎

肛门与生殖器的接触可导致此少见类型。多数患者无临床症状,少数患者肛门有烧灼、瘙痒或有里急后重感。查体可见直肠部位的黏膜充血、肿胀,并有脓性分泌物。

(3)淋球菌性皮肤感染

皮肤对淋球菌不易感,因此,淋球菌性皮肤感染比较少见。此表现多为尿道分泌物或生殖道分泌物污染导致,表现为龟头、冠状沟、下肢近端、手指等处的皮肤发生小脓疱或溃疡。

(4)播散性淋球菌感染

播散性淋球菌感染为淋球菌进入血液所致,发生率在淋病患者中占1%~3%,通常开始发生于女性经期及妊娠期等免疫力较低的时期。常见临床表现为发热、寒战、多关节疼痛、关节炎和腱鞘炎。播散性淋球菌感染早期常为皮肤表现,典型皮损集中在四肢,尤其是肢端、关节周围的淤点、脓疱、血疱,严重者可形成症状明显的化脓性关节炎，导致关节破坏。播散性淋球菌感染的关节炎和皮肤损害常常并发，被称为关节炎-皮炎综合征。此外，播散性淋球菌感染还有心内膜炎、脑膜炎的表现，但很少见，需要结合性接触史、血液和脑脊液的淋球菌涂片培养等检查及临床症状来诊断。

（毛玉洁）

问题70　确诊淋病需要完善哪些相关实验室检测？

淋病是一种经典的性病，为淋球菌感染所致，主要表现为泌尿生殖系统黏膜的化脓性炎症。临床上主要通过实验室检测淋球菌来确诊。检查手段主要有：分泌物淋球菌涂片检查、分泌物淋球菌分离培养、分泌物淋球菌核酸检测。

1.分泌物淋球菌涂片检查

取患者尿道分泌物或宫颈分泌物，做革兰染色，在多形核白细胞（PMN）内/外找到革兰阴性双球菌（如图22），主要推荐用于男性无并发症淋病的诊断（敏感性及特异性均＞95%）。女性宫颈分泌物中杂菌多，敏感性和特异性较差，阳性率仅为50%～60%，且有假阳性，因此，WHO推荐用培养法检查女性患者。慢性淋病由于分泌物中淋球菌较少、阳性率低，有时需要

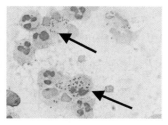
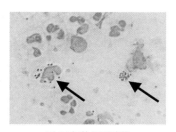

PMN内G⁻双球菌　　　　　　　　PMN内/外G⁻双球菌

图 22　尿道分泌物PMN内/外淋球菌镜检阳性（喻林冲供图）

注: G⁻为革兰阴性的英文简称。

取前列腺按摩液，以提高检出率。咽部涂片发现革兰阴性双球菌不能诊断淋病，因为其他外观形态类似的球菌属在咽部是正常的菌群。另外，对临床症状不典型的但是涂片阳性者应做进一步检查。

2.分泌物淋球菌分离培养

淋球菌分离培养是淋病的确诊试验，适用于男性和女性以及除尿液外的其他所有临床标本的淋球菌检查和确诊。淋球菌分离培养法对症状很轻或无症状的男性、女性患者都是较敏感的方法，只要培养淋球菌阳性就可确诊。淋球菌分离培养是WHO推荐的筛选淋病的唯一方法。目前国外推荐选择培养基有改良的Thayer-Martin（TM）培养基和New York City（NYC）培养基，国内采用巧克力琼脂或血琼脂培养基，均含有抗生素，可选择性地抑制许多其他细菌生长。在36摄氏度、70%湿度、含5%～10%CO_2（即烛缸）环境中培养，24～48小时观察结果。培养后还需进行菌落形态、革兰染色、氧化酶试验和糖发酵试验等鉴定。淋球菌培养的特异性为100%，敏感性可为85%～95%，用保存的淋球菌菌株进行药敏试验是淋球菌培养的另一优势，以完成淋球菌耐药性监测和指导临床治疗。

3.分泌物淋球菌核酸检测

淋球菌核酸检测的敏感性高于培养，适用于各种类型临床标本的检测。主要采用PCR等核酸检测技术，若在待检标本中检测到淋球菌核酸（DNA或RNA）即为阳性。核酸检测须在通过相关机构认定的有资质的核酸扩增实验室开展。

（应川蓬/杨戈）

问题71 淋病患者为什么建议同时检测沙眼衣原体？

沙眼衣原体是一类严格真核细胞内寄生、有独特发育周期的原核细胞型微生物。沙眼衣原体感染与淋病有非常密切的关系。第一，两者的易感人群和传播途径类似。第二，淋球菌和沙眼衣原体感染可相互促进。以淋球菌感染为例，淋球菌感染后由于泌尿生殖道黏膜受损，导致人体局部抵抗力低下，从而容易合并其他病原体感染。临床流行病学研究发现，淋病最常伴发沙眼衣原体感染。不仅如此，淋球菌感染还可能对沙眼衣原体感染起着激活与促进作用，对其复发起到加速作用。有研究发现，淋球菌的存在可使沙眼衣原体在尿道的复制能力提高数倍。第三，单纯的沙眼衣原体感染临床症状不如淋病明显，存在隐匿性，若存在两者混合感染，淋病症状可能掩盖沙眼衣原体感染症状，即患者需同时完善沙眼衣原体筛查才能发现是否存在混合感染。第四，两者的感染均可出现并发症，如远隔部位的感染，甚至影响优生优育，故仍需同时筛查。第五，针对淋球菌感染和沙眼衣原体感染所用药物不同，需通过同时筛查确认是否存在混合感染，以指导临床治疗。

（应川蓬/杨戈）

问题72 淋病治疗的一般原则及常用药物包括哪些？为什么部分患者在药物注射治疗淋病症状明显好转后，尿道口仍有少量分泌物，医生说这些分泌物不是淋病引起的？

1.治疗的一般原则

和其他性病一样，淋病治疗应遵循及时、足量、规则用药的基本原则。根据患者的不同病情采用个体化治疗方案，治疗后应进行随访，配偶或其他性伴侣应同时被通知进行检查和必要的治疗。需告知患者在其本人和配偶或其他性伴侣完成治疗前禁止发生性行为，避免交叉感染。尚需注意多重病原体感染，一般应常规检测有无沙眼衣原体感染，必要时同时用抗沙眼衣原体的药物；应积极完善梅毒血清学筛查以及HIV咨询与检测。

2.诊疗指南中推荐的常用药物

（1）无并发症淋病

成人淋球菌性尿道炎、宫颈炎、直肠炎：首选头孢曲松单次给药，过敏者首选大观霉素单次给药。其他替代方案如头孢噻肟单次给药，或其他已证明其疗效较好的第三代头孢菌素类。若沙眼衣原体感染不能排除，需同时使用抗沙眼衣原体感染药物。

我国淋球菌耐药监测数据显示，2013—2016年我国淋球菌分离株对阿奇霉素耐药的比例高达18.6%，因此阿奇霉素不宜作为一线推荐药物。临床上需严密监测耐药菌株感染，密切观察疗效和及时调整治疗方案，防止治疗失败。

儿童淋病：常用药物亦为头孢曲松和大观霉素，与成人患者不同的是，需要按照患儿体重计算剂量后给药。如果沙眼衣原体感染不能排除，仍需加上抗沙眼衣原体感染药物。

（2）有并发症淋病

淋球菌性附睾炎、前列腺炎、精囊炎：头孢曲松治疗10天。替代药物多采用头孢噻肟治疗10天。如果沙眼衣原体感染不能排除，仍需加上抗沙眼衣原体感染药物。

淋球菌性盆腔炎：由于盆腔炎为包括淋球菌在内的多种病原

体混合感染引起的综合征，故治疗上应兼顾这些病原体的抗感染治疗。一般多采用头孢曲松治疗，共10天；加多西环素口服，共14天；加甲硝唑口服，共14天。

盆腔炎病情较重者可选择下列住院治疗方案之一：

①住院治疗推荐方案A：头孢曲松或头孢替坦加多西环素治疗。需要注意：若患者能够耐受，多西环素尽可能口服。在患者情况允许的条件下，头孢替坦的治疗不应少于1周。对治疗72小时内临床症状改善者，治疗1周时酌情考虑停止肠道外治疗，并继之以口服多西环素治疗，加甲硝唑口服，总疗程14天。②住院治疗推荐方案B：多采用克林霉素加庆大霉素负荷量，随后给予维持量，庆大霉素也可每天给药1次。需要注意：待患者临床症状改善后24小时可停止肠道外治疗，继以口服治疗，即多西环素或克林霉素口服，连续14天为1个疗程。多西环素尽量口服用药。孕期或哺乳期妇女禁用四环素类药物。妊娠早期3个月内应避免使用甲硝唑。

（3）其他部位淋病

淋球菌性结膜炎推荐方案：儿童按照体重计算剂量后采用头孢曲松静脉或肌内注射，连续3天。成人采用头孢曲松或大观霉素肌内注射，共3天。同时应用生理盐水冲洗眼部，每小时1次。新生儿不宜使用大观霉素。对新生儿的母亲应同时进行检查，如患有淋病，应同时积极治疗。新生儿患者应住院治疗，以及时检查有无播散性感染。

淋球菌性咽炎推荐方案：采用头孢曲松单次肌内注射或静脉注射；或头孢噻肟单次肌内注射。如果沙眼衣原体感染不能排除，加上抗沙眼衣原体感染药物。因大观霉素对淋球菌性咽炎的疗效欠佳，不推荐使用。

（4）播散性淋病

新生儿播散性淋病：多采用头孢曲松（剂量需按患儿体重计算）静脉注射或肌内注射，共 7～10天，若并发脑膜炎，疗程为14天。

其他年龄段儿童播散性淋病：体重≥45千克者按成人方案治疗。体重＜45千克者按如下方案治疗：头孢曲松（剂量需按患儿千克体重计算）肌内注射或静脉注射，淋球菌性关节炎疗程7～10天，脑膜炎疗程14天，心内膜炎疗程28天。

成人播散性淋病：推荐住院治疗，需检查有无心内膜炎或脑膜炎。推荐方案：头孢曲松治疗共10天或以上。对淋球菌性关节炎者，除髋关节外，不必采取开放性引流，但可以反复抽吸积液，禁止向关节腔内注射抗生素，非糖皮质激素的抗炎药物可缓解疼痛和减少反复性关节渗液。对淋球菌性脑膜炎，上述治疗的疗程约需2周，心内膜炎疗程需4周以上。如果沙眼衣原体感染不能排除，应加上抗沙眼衣原体感染药物。

（5）妊娠期淋病

妊娠期淋病同非妊娠期患者的相同淋病类型治疗方案。但对于推断或确诊有沙眼衣原体混合感染的孕妇，推荐加用红霉素或阿莫西林治疗。妊娠期禁用四环素类和氟喹诺酮类药物。

3.部分淋病患者治疗后症状明显缓解，尿道口仍有少量分泌物，应该如何处理呢？

患者有可能合并支原体和（或）衣原体感染引起的非淋球菌性尿道炎，所以在检查淋球菌时要同时检查衣原体和支原体，如果阳性要同时治疗。在治疗淋病并排除支原体和衣原体感染引起的非淋球菌性尿道炎后，如还有分泌物，有的患者可能有慢性前列腺炎，引起尿道口有分泌物。此类患者需在泌尿外科就诊，检查前列腺液，并要做前列腺液的支原体和衣原体筛查，确定有无前列腺炎，并给予相关治疗。

当然，有时也需要排除症状不明显的淋球菌耐药菌株的感染。根据近年来我国淋球菌耐药监测的资料，我国淋球菌现有分离株对青霉素及四环素的耐药较为普遍。青霉素和四环素目前已不作为治疗淋病的推荐药物。此外，耐喹诺酮淋球菌已在我国出现，且耐药菌株比率有逐年增高的趋势，许多地区耐喹诺酮淋球菌的比率高达80%。所以治疗后还有分泌物还要考虑耐药情况，及时调整治疗方案，防止治疗失败。

（应川蓬/杨戈）

问题73　淋病需要住院治疗吗？哪些类型的淋病需要密切随访？

一般淋病基本都是门诊治疗，如果有并发症或播散性感染者就应该住院治疗。男性淋病常见并发症：①淋病并发前列腺炎，急性前列腺炎发病前1天或半天尿道常忽然停止排脓或脓液减少。患者有高热、排尿频数及疼痛，尿液浑浊，如治疗不及时，前列腺可形成脓肿。慢性前列腺炎的患者一般无明显自觉症状，起床后第一次排尿，尿道口有封口现象，挤压阴茎时有少量白色分泌物排出。分泌物检查可发现上皮细胞、少数脓细胞和淋球菌。②淋病并发精囊炎，急性时有发热、尿频、尿痛，终末尿液浑浊并带血，直肠检查可触及肿大的精囊并有剧烈的触痛。慢性时无自觉症状，直肠检查示精囊发硬，有纤维化。③淋病并发附睾炎，一般并发于急性尿道炎后，单侧居多。有低热，附睾肿大且有触痛，同侧腹股沟和下腹部有反射性抽痛。触诊时附睾肿大，有剧烈的触痛。尿液常浑浊。④男性淋病可并发尿道狭窄，淋病反复发作者可引起尿道狭窄，少数发生输精管狭窄甚至梗死，进而继发精液囊肿和不育。女性淋病并发症为淋球菌性盆腔炎，包括急性输卵管炎、子宫内膜炎、继发性输卵管卵巢脓肿及破裂后所致的盆腔脓肿、腹膜炎等。由于失治、误治，女性淋病患者，极容易由泌尿生殖器的感染进一步发展为盆腔及附件的感染，引起严重的后果，如不孕、腹痛，甚至危及生命。成人播散性淋球菌感染包括：关节炎-皮炎综合征及淋球菌性脑膜炎、心内膜炎、心肌炎、心包炎等。

有下列情况在治疗后应做淋球菌培养检查以随访：治疗疗效欠佳者、咽部淋球菌感染者、接触未经治疗的性伴侣者、并发盆腔炎或播散性淋球菌感染者、妊娠期感染者以及儿童患者。有并发症和播散性感染者住院治疗后需要密切随访。淋病经过治疗，虽然实验室检查已经呈阴性，但是仍然存在某些症状或体征，即淋病后综合征，也需要密切随访。还应对耐药患者在治疗后密切随访，观察疗效或及时调整治疗方案，防止治疗失败。性伴侣未进行治疗的患者往往是导致淋病复发或再感染的重要原因。因此，对确诊为淋球菌感染的全部患者应进行性伴侣追踪。对有症状的尿道感染患者近2周内接触的性伴侣均应进行检查和治疗，对其他部位感染或无症状患者则应追踪近3个月内的性伴侣。病原学检查宜在停药1周后进行。

（应川蓬/杨戈）

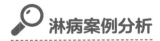 **淋病案例分析**

青年男性患者，未婚，自由职业，因"尿道流脓伴尿痛1周"至某三甲医院皮肤性病科门诊就诊。接诊医生仔细询问患者病史发现，患者在起病前1周曾有非婚性行为，未全程戴安

全套，性接触过程中曾发现对方生殖道分泌物呈黄白色。查体发现患者尿道口红肿，轻微挤压即有较多黄白色脓性黏稠分泌物从尿道口溢出，未发现阴囊及附睾部位异常，未发现局部淋巴结肿大。患者内裤内侧面亦可见较多黄白色脓性黏稠分泌物附着。患者尿道口情况见图23。

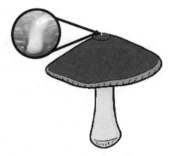

图23　尿道口情况概念图
（杨戈供图）

　　接诊医生安排患者完善尿道分泌物淋球菌镜检及培养、沙眼衣原体快速法筛查等，并在患者要求和自愿的前提下，完善梅毒及HIV筛查。实验室检查结果提示，患者尿道分泌物淋球菌镜检阳性，镜检白细胞≥30个/视野，淋球菌培养阳性，沙眼衣原体筛查阴性，梅毒及HIV筛查阴性。据上，患者明确诊断为"淋病"（属于淋球菌性尿道炎），上报传染病疫情。患者既往无药物过敏史及其他基础疾病，按照淋病诊疗指南，给予患者头孢曲松肌内注射治疗1次。嘱患者治疗后多饮水，饮食清淡，避免饮酒，避免再次高危性行为。近期性伴侣无法联系。治疗后患者在1周内尿道分泌物和尿痛不适消失，随访3月无复发，3月后再次自愿筛查梅毒及HIV亦为阴性。

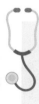

参考文献 ··

[1]徐振义,李素欣.小儿淋病五例报告[J].中国皮肤性病学杂志,1992(1):55-56.

[2]强欢,姜伊娟,张永玲,等.60例淋病女性患儿的临床特征[J].国际流行病学传染病学杂志,2020,47(6):572-573.

[3]张静,周刚.性传播疾病的口腔表征[J].中华口腔医学杂志,2022,57(5):547-552.

[4]中国疾病预防控制中心性病控制中心,中华医学会皮肤性病学分会性病学组,中国医师协会皮肤科医师分会性病亚专业委员会.梅毒、淋病和生殖道沙眼衣原体感染诊疗指南(2020年)[J].中华皮肤科杂志,2020,53(3):168-179.

[5]WORKOWSKI K A,BOLAN G A.Centers for Disease Control and Prevention.Sexually transmitted diseases treatment guidelines,2015[J].MMWR Recommend Rep,2015,64(RR-3):1-137.

第
六
章

衣原体感染——泌尿生殖道沙眼衣原体感染

问题74　什么是泌尿生殖道沙眼衣原体感染？

泌尿生殖道沙眼衣原体感染是指沙眼衣原体作为病原体侵入人体的泌尿道、生殖道这些部位引起的炎症反应，可以造成尿道炎、男性附睾炎和前列腺炎、女性宫颈炎和盆腔炎等。与我们日常生活中所熟悉的细菌或病毒感染类似，沙眼衣原体同样是一种病原体，只是它累及的部位多为眼或泌尿生殖道，并且具有独特的发育周期和致病特点。感染沙眼衣原体后多数患者没有任何症状，其中女性的无症状概率相对男性更高，但病原体可长期存留于组织中引发迟发型变态反应，因此其致病特点为慢性的隐性感染。

目前，泌尿生殖道沙眼衣原体感染已成为全球公共卫生问题，也是我国5种需要重点防治的性病之一。

（张丽霞）

问题75　沙眼衣原体与一般细菌有何不同？泌尿生殖道沙眼衣原体感染会影响优生优育吗？

1.病原体特点不同

衣原体属于独立的目，是原核细胞型微生物，革兰染色阴性，沙眼衣原体是其属下4个种之一，其主要通过外膜蛋白引起感染部位的变态反应或炎症反应而致病。沙眼衣原体对热敏感，在60摄氏度中10分钟就可以使其的传染性完全丧失，并且对常见的化学制剂同样不耐受，如乙醚、0.1%福尔马林、0.5%苯酚、75%乙醇在一定时间内均能够使其灭活。相反，低温下沙眼衣原体可以长期保留传染性，零下70摄氏度可以存活数年之久。而一般的细菌尽管同样属于原核微生物，但它们是所有生物中数量最多的一类，其依据不同的特点存在多种分类。细菌通过侵入组织或细胞，在其内生长繁殖，产生内或外毒素造成机体损伤。不同的细菌理化性质也是截然不同的，例如有需氧菌、厌氧菌和兼性厌氧菌，嗜热菌和嗜冷菌，嗜酸性菌和嗜碱性菌等。

2.感染方式不同

成人沙眼衣原体主要通过性接触感染，新生儿经感染母亲产道分娩致病。细菌可以通过各种方式，如接触、消化道、呼吸道、昆虫叮咬等在正常人体间传播，而不同细菌的致病性、传染性存在很大差异。

3.感染后所致疾病特点不同

沙眼衣原体主要感染部位为生殖道，婴幼儿以眼部及肺部居多。大多数人群感染后无明显不适症状，典型表现可为尿频、尿急、尿痛伴尿道或阴道黏液性的异常分泌物，极少数并发全身症状。细菌可感染机体的任何部位，并且因致病部位的不同而出现相应组织或器官的症状，如肺部感染引起咳嗽、咳痰，胃肠道感染引起腹痛、腹泻，尿路感染引起尿急、尿痛，皮肤感染可引起红肿、破溃等。

4.治疗不同

沙眼衣原体感染后以大环内酯类（如阿奇霉素）和氟喹诺酮类（如左氧氟沙星）抗生素为主要治疗药物，并且性伴侣应该同时接受治疗，治疗后需要随访。细菌感染后需根据不同致病菌的药敏试验选择不同种类的敏感抗生素，各型之间差异显著。

专家总结

> 细菌的覆盖范围更广泛一些，而沙眼衣原体是一种特殊的、小众的病原体。

那么，泌尿生殖道沙眼衣原体感染会影响优生优育吗？

首先，育龄期的妇女感染沙眼衣原体可能导致输卵管增粗或炎性肿块，从而影响卵子的运输而造成继发性不孕不育及异位妊娠。男性感染后可能会破坏精子形态，使精子内膜受损，影响精子活力。孕妇感染沙眼衣原体后发生胎膜早破的概率会相对增高，并且与胎儿早产及低出生体重相关。近年来，越来越多的研究证实沙眼衣原体感染后通过分解尿素干扰生殖道的酸性环境，是导致流产的危险因素，并且感染可扩散到胎盘、胎儿组织或子宫内膜诱发宫内感染，增加反复流产的发生风险。因此，对女性孕前生殖道沙眼衣原体进行早期筛查，及时采取针对性治疗措施对优生优育具有重要意义。但是孕妇不能用四环素类及氟喹诺酮类抗生素，因此推荐选择阿奇霉素或阿莫西林进行治疗。另外，在治愈后3个月和妊娠后3个月还应重复做生殖道沙眼衣原体检测，以减少或避免胎儿或新生儿感染。

如果孕妇至临产时仍存在生殖道沙眼衣原体感染并通过阴道分娩胎儿，那么可在分娩过程中将病原体经产道传染给新生儿，导致新生儿结膜炎或肺炎。新生儿多在产后5～12天表现为轻重不等的眼睛黏液性或黏液脓性分泌物、眼睑水肿、睑结膜弥漫性红肿，日久可致增生、瘢痕、微血管翳而影响视力，甚至导致失明。而肺炎的发生相对较晚，常在3～16周龄，表现为鼻塞、流涕、呼吸急促、咳嗽等呼吸道症状，但常不伴有发热，体检肺部可闻及湿啰音。由于症状缺乏特异性，通常被误当作更为常见的细菌或病毒性肺炎治疗，从而导致疗效欠佳、病程延长。所以，儿童的沙眼衣原体感染重点在于预防，即使感染也与成人的治疗药物不同，首先推荐的是针对他们感染部位和特点疗效更好、更安全的红霉素，但总体疗效在80%左右，可能需要第2个疗程的治疗。

专家总结

　　泌尿生殖道沙眼衣原体感染会影响优生优育，尤其是育龄期女性应当重视其感染的危害，在孕前和孕期做好筛查，尽可能地避免感染发生。但泌尿生殖道沙眼衣原体感染仍然可防、可治、可控，积极配合专科医生做好筛查、治疗和随访，在疾病控制并恢复后仍能正常结婚与生育。

（张丽霞）

问题76 泌尿生殖道沙眼衣原体感染通过什么途径感染和传播？什么人容易罹患泌尿生殖道沙眼衣原体感染？该怎样预防？

1. 泌尿生殖道沙眼衣原体感染和传播的途径

　　泌尿生殖道沙眼衣原体主要经性接触感染和传播，其他类似性行为（口交、肛交、手淫等）可增加感染概率。总之，凡具有体液接触或体液交换的性行为（异性性行为或同性性行为）均可发生感染。另外通过间接接触，包括接触被病原体污染的衣物、公用物品或公共卫生器具等也可能导致感染。还有比较少见的是医源性感染，如被污染的医疗器械经体格检查、注射、手术以及人工授精等方式感染传播。母婴间沙眼衣原体感染可通过产道感染、宫内感染、产褥感染等方式传播，其中以分娩过程中经产道感染最为重要，剖宫产术后若并发羊膜早破可有沙眼衣原体感染的发生，否则一般很少见。

2. 容易罹患泌尿生殖道沙眼衣原体感染的人群

泌尿生殖道沙眼衣原体感染多发生于性活跃人群，高发年龄段为20～34岁，目前认为拥有多个性伴侣或不洁性交史，以及首次性行为年龄提前是感染发生的高危人群。流行病学调查显示，较低的社会经济文化水平、缺乏相关的性教育以及不使用安全套者感染率较高，洗浴中心、歌厅、宾馆等特殊职业的服务从业者为感染的主要群体。

大量的研究证实，与男性相比，女性更容易感染沙眼衣原体，女性由于尿道解剖生理结构和寄生菌群的特点决定了其感染更易发生，同时50%以上的女性沙眼衣原体感染后无明显症状，可能耽误及时诊断和治疗，并且周期性激素变化致使月经产生，使得持续感染患病率相较男性更高。

还有一个不容忽视的因素就是伴随其他泌尿生殖道的病原体感染，如HSV-2、淋球菌、梅毒螺旋体、白念珠菌、支原体和混合感染者发生沙眼衣原体感染甚至持续性感染的概率要明显高于一般人群。另外，感染后药物的选择不当、剂量及疗程不足、未规律用药甚至未予重视的这类人群是继发持续性感染状态的重点人群。婴幼儿感染的高危因素是母亲孕期感染沙眼衣原体或者孕前感染未愈而妊娠，尤其是处于感染活动期的母亲所生婴儿沙眼衣原体感染率更高，感染主要引起新生儿包涵体结膜炎、婴儿肺炎，少数表现为阴道炎和中耳炎。

专家总结

　　事实上，沙眼衣原体在人群中存在普遍易感性，但由于其感染的方式具有特殊性，因此，它在性活跃人群中表现出明显的高发病率。更重要的是感染后绝大多数人无任何症状，使得感染者可在不知情的情况下将病原体传播给其他人，造成疾病的散发流行。因此，对高危人群应进行必要的筛查，建立完善的诊断、监测体系，是减少沙眼衣原体感染与传播的有效措施，同时对防治泌尿生殖道慢性持续性感染以及婴幼儿感染具有重要意义。

3.沙眼衣原体感染的预防措施

　　基于沙眼衣原体有明确的感染和传播途径，因此，对泌尿生殖道沙眼衣原体感染的重点在预防。首先，需要的就是提高对该病乃至所有性病的认知来增强防病意识。其次，最重要的就是通过固定性伴侣并常规使用安全套进行性生活来达到避免交叉感染以及切断传播途径的目的。最后，如果有高危行为即使无任何不适症状也应早筛查、早诊断，不慎感染后要及时规范地治疗，这是避免病情迁延及降低疾病危害的重要措施。母婴之间由于主要是通过母婴传播，最理想的方式是阻止或干扰这种传播，即在婚前、孕前、孕期进行沙眼衣原体感染筛查和干预。间接接触和医源性感染的概率较低，是比较容易被忽视的传播途径，但往往这类感染更为隐蔽，因此需要更加注重防范。日常生活中贴身衣物、毛巾、便盆等不要共用，使用公共卫生器具时尽量避免直接接触。由于目前医疗活动不断规范化以及所使用的器械大多是一次性的，因此发生医源性感染的风险极低，但严格的消毒无菌观念仍是防止感染最基本的保障。

（张丽霞）

问题77　泌尿生殖道沙眼衣原体感染有哪些常见临床表现？

沙眼衣原体是一类革兰染色阴性、专性细胞内寄生的病原体，包括15个血清亚型，A、B、Ba和C型主要引起沙眼，D～K型主要导致泌尿生殖道感染，而L1、L2和L3型则主要引起性病淋巴肉芽肿。沙眼衣原体所致的泌尿生殖道感染在男性患者和女性患者中的表现有所不同，下面我们将分别叙述沙眼衣原体感染在不同性别患者中的临床表现。

1.男性感染的临床表现

有50%以上的男性患者在泌尿生殖道中感染沙眼衣原体可没有临床症状，有症状者可出现下列表现：

尿道炎：一般潜伏期为1～3周，患者可表现为尿道不适、尿痛或有尿道分泌物异常，尿痛症状通常比较轻微，有时可仅表现为尿道轻微刺痛和反复瘙痒感，尿道分泌物一般不会出现明显黄白色化脓性改变，多为黏液性或黏液脓性，比较稀薄，而且尿道分泌物的量较少。

附睾炎：若患者尿道炎未治疗或治疗不当，沙眼衣原体进一步向深部组织蔓延，少数患者可进一步诱发附睾炎，主要表现为单侧附睾肿大、局部疼痛、水肿以及发硬出现硬结灶等。患者还可出现局部或全身发热等不适。患者局部硬结多发生在附睾的精曲小管，可触及伴有疼痛感的附睾硬结灶，部分患者有时还可累及睾丸组织，进而出现睾丸肿大、疼痛及触痛、阴囊水肿等，多以单侧表现为主。

前列腺炎：这类患者既往有沙眼衣原体尿道炎的病史或现患沙眼衣原体尿道炎，由于治疗不及时或不规范导致沙眼衣原体感染，进一步蔓延至前列腺组织所致。患者可表现为会阴部及其周围组织的轻微疼痛或酸胀感，通常伴有直肠坠胀感，可伴有排精时疼痛感。沙眼衣原体所致前列腺炎的患者在通过肛门指检前列腺时可发现患者前列腺呈不对称肿大、变硬或伴有硬结灶及局部压痛，尿液中可出现透明丝状物或灰白色块状物。部分患者在解大便时还可能出现尿道口白色分泌物，即"滴白"表现。

关节炎：为少见的沙眼衣原体所致泌尿生殖道感染的并发症。患者关节炎通常在尿道炎出现1~4周发生，主要表现为发生于下肢大关节及骶关节等的非对称性、非侵蚀性关节炎。部分患者除了发生关节炎改变外，还可能出现Reiter综合征。后者除上述病变外，还有眼（结膜炎、葡萄膜炎）、皮肤（环状包皮龟头炎、掌跖角皮症）、黏膜（上腭、舌及口腔黏膜溃疡）等损害，可能与沙眼衣原体感染诱发的免疫反应相关炎症有关。

2.女性感染的临床表现

与男性感染不同，女性沙眼衣原体在泌尿生殖道的感染有70%以上都是无症状的，有症状者可出现下列表现：

宫颈炎：由于常见无症状感染，所以难以确定潜伏期。此类患者临床不适感轻微，可有阴道分泌物异常、非月经期或性交后出血及下腹部不适。通过窥阴器或阴道镜体检可发现患者宫颈充血、水肿、接触性出血（即"脆性增加"表现）、宫颈管黏液脓性分泌物，阴道壁黏膜正常，拭子试验阳性（将白色拭子插入宫颈管，取出后肉眼观察可见白色拭子变为黄绿色）。

尿道炎：患者可出现尿痛、尿频、尿急，常同时并发宫颈炎。患者在体检时可发现尿道口充血、潮红、微肿胀或正常，可有少量黏液脓性分泌物溢出。

盆腔炎：如未治疗或治疗不当，部分患者的沙眼衣原体可上行感染而发生盆腔炎，可表现为下腹痛、腰痛、性交时疼痛、阴道异常出血、阴道分泌物异常等。急性期患者还伴有高热、寒战、头痛、食欲缺乏等全身症状。病情较轻时，患者可出现下腹部轻微疼痛，红细胞沉降率稍快。体检时可发现患者下腹部有压痛、宫颈举痛，还可扪及增粗的输卵管或炎性肿块。沙眼衣原体感染所致盆腔炎病程经过通常是慢性迁延性的，远期还可出现并发症或不良结局，包括输卵管性不育、异位妊娠和慢性盆腔痛等。

3. 男性和女性感染共有的临床表现

沙眼衣原体在泌尿生殖道引起的感染，除了上述男性和女性不同的临床表现外，还有部分非泌尿生殖道临床表现是共有的。

直肠炎： 此类患者通常在感染前有肛门、肛管部位的性接触。对于男性患者而言，多见于男性同性性行为者。多数轻者无症状，重者可出现直肠疼痛、便血、腹泻及黏液性分泌物等临床表现。

结膜炎： 患者发病前多有眼部接触被沙眼衣原体污染的泌尿生殖道分泌物史，可出现眼睑肿胀、睑结膜充血及滤泡、黏液、脓性分泌物。

咽炎： 此类患者发病前多有口咽部-外生殖器/肛周接触史，通常无症状，少数出现轻度咽痛，体检时可发现患者咽部潮红、充血，局部可出现淋巴滤泡样改变。

（杨戈）

问题78 确诊泌尿生殖道沙眼衣原体感染需要完善哪些实验室筛查?

明确患者是否患有泌尿生殖道沙眼衣原体感染,目前可以完善以下实验室筛查。建议患者在完善沙眼衣原体感染筛查的同时,完善泌尿生殖道分泌物淋球菌筛查和抽血完善梅毒及HIV筛查。

1.沙眼衣原体核酸检测

PCR、RNA 实时荧光核酸恒温扩增法、转录介导核酸恒温扩增法等方法均可检测男性尿道拭子、女性宫颈管拭子或男女性尿液标本是否含有沙眼衣原体核酸,阳性者提示沙眼衣原体感染。核酸检测应在通过相关机构认定的实验室开展。

2.抗原检测

ELISA、DIA或快速免疫层析试验等方法均可通过检测男性尿道拭子、女性宫颈管拭子标本中的沙眼衣原体抗原,若为阳性,提示沙眼衣原体感染。

3.培养法

男性尿道拭子、女性宫颈管拭子标本均可行沙眼衣原体细胞培养,若阳性者提示沙眼衣原体感染。

4.抗体检测

新生儿衣原体肺炎病例沙眼衣原体IgM抗体滴度升高，有诊断意义。

（杨戈）

问题79　治疗泌尿生殖道沙眼衣原体感染的一般原则及常用药物包括哪些？

首先我们来谈谈治疗泌尿生殖道沙眼衣原体感染的一般原则。泌尿生殖道沙眼衣原体感染要求早期诊断、早期治疗，及时、足量、规则用药；根据不同的病情采用相应的治疗方案；所有患者应做HIV和梅毒咨询与检测；性伴侣应该同时接受治疗；治疗后随访。性伴侣处理方面，在患者出现症状或确诊前 2 个月内的所有性伴侣均应接受检查和治疗。患者及其性伴侣在完成疗程前（阿奇霉素方案治疗后 7 天内，或其他抗生素7～14 天治疗方案完成前）应避免性行为。

在治疗方面，需要按照不同感染人群采取不同药物进行泌尿生殖道沙眼衣原体感染的治疗。我国2020年版泌尿生殖道沙眼衣原体感染诊疗指南推荐以下治疗方案和用药：

1.成人沙眼衣原体感染

推荐方案：阿奇霉素口服3天，第1天口服量需要加倍，或多西环素口服，共10～14天。

替代方案： 以下抗生素均为口服给药。米诺环素10～14天，或四环素2～3周，或红霉素10～14天，或罗红霉素10～14天，或克拉霉素10～14天，或氧氟沙星10天，或左氧氟沙星10天，或司帕沙星10天，或莫西沙星7天。

2.儿童沙眼衣原体感染

婴儿沙眼衣原体眼炎和肺炎： 红霉素干糖浆粉剂口服，按照体重计算每天剂量，共14天。如有效，再延长1～2周。

其他年龄段儿童沙眼衣原体感染： 若患儿体重＜45千克，红霉素或红霉素干糖浆粉剂按照体重计算总量后口服，共14天。若患儿体重≥45千克，同成人的阿奇霉素治疗方案。

红霉素治疗儿童沙眼衣原体感染的有效率约为80%，可能需要第2个疗程。

3.妊娠期妇女感染

推荐方案： 阿奇霉素口服3天，第1天剂量加倍；或阿莫西林口服7天。

替代方案： 红霉素口服10～14天。

妊娠期忌用四环素类及氟喹诺酮类。可以选择红霉素治疗，其治愈率为84%～94%，但半数以上患者出现严重胃肠道不良反应而不能完成治疗。对于选择红霉素，口服治疗方法虽然比较能耐受，但疗效差。阿奇霉素可作为妊娠期沙眼衣原体感染的治疗药物，初步的临床资料显示安全、有效。妊娠期感染治疗后建议做判愈试验。在行判愈试验后3个月和妊娠后3个月还应重复做生殖道沙眼衣原体检测，以减少或避免胎儿或新生儿感染。

（杨戈）

问题80 患者在规范治疗后，哪些情况需要进行沙眼衣原体的病原学随访？

沙眼衣原体是一类严格真核细胞内寄生、有独特发育周期的原核细胞型微生物，其自然发育和生长周期较长，因此要求抗感染治疗周期偏长，治疗后部分患者需要复查和随访。患者以规定方案治疗后，有下列情况时需要考虑做微生物学随访和复查：①症状持续存在，缓解不明显者；②怀疑沙眼衣原体再感染者；③怀疑未按照规范化治疗严格依从治疗者；④无症状感染者；⑤红霉素治疗后。判愈试验时间安排如下：抗原检测试验为疗程结束后2周，核酸扩增试验为疗程结束后4周。对于女性患者，建议在治疗后 3～4 个月再次进行沙眼衣原体检测，以发现可能的再感染，防止盆腔炎或其他并发症发生。

（杨戈）

泌尿生殖道沙眼衣原体感染案例分析

　　青年男性患者，未婚，因"尿道瘙痒伴分泌物异常2周"至当地医院皮肤性病科门诊就诊。接诊医生在仔细询问患者病史后发现，患者在起病前13天曾有不安全性行为，未全程戴安全套，性接触过程中曾发现对方生殖道有稀薄分泌物。查体发现患者尿道口轻微红肿，挤压尿道可见少量稀薄分泌物从尿道口溢出，阴囊及附睾部位未发现明显异常，未见局部淋巴结肿大。患者内裤内侧面亦可见少量稀薄分泌物附着。

　　接诊医生安排患者完善尿道分泌物沙眼衣原体快速法筛查、支原体筛查和淋球菌镜检及培养等，并在患者的要求下，完善梅毒及HIV筛查。实验室检查结果提示，患者尿道分泌物淋球菌镜检阴性，镜检白细胞≥15个/视野，淋球菌培养阴性，沙眼衣原体筛查阳性，支原体筛查阴性，梅毒及HIV筛查阴性。据上，患者明确诊断为"生殖道沙眼衣原体感染"，上报传染病疫情。患者既往无药物过敏史及其他基础疾病，按照生殖道沙眼衣原体感染诊疗指南，给予患者阿奇霉素口服治疗。嘱患者治疗后多饮水，饮食清淡，避免饮酒，避免再次高危性行为。近期性伴侣无法联系。治疗后患者尿道分泌物和尿道瘙痒不适逐渐消失，随访3月无复发，3月后再次自愿筛查梅毒及HIV亦为阴性。

参考文献

[1]赵辨.中国临床皮肤病学[M].2版.南京:江苏凤凰科学技术出版社,2017.

[2]中国疾病预防控制中心性病控制中心,中华医学会皮肤性病学分会性病学组,中国医师协会皮肤科医师分会性病亚专业委员会.梅毒、淋病和生殖道沙眼衣原体感染诊疗指南(2020年)[J].中华皮肤科杂志,2020,53(3):168-179.

[3]刘祥,刘志超.泌尿生殖道沙眼衣原体持续性感染的常见暴露因素[J].中华传染病杂志,2020,38(9):604-608.

[4]刘原君,王千秋.沙眼衣原体感染的诊断与实验室检查现状[J].中国医学文摘:皮肤科学,2016,33(3):316-321.

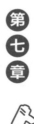

第七章

支原体感染——泌尿生殖道支原体感染

问题81 什么是泌尿生殖道支原体感染？目前关注的与泌尿生殖道感染有关的支原体包括哪些类型？

泌尿生殖道支原体感染是临床关注的热点问题，涉及多个学科。中国性学会性医学专业委员会生殖道感染学组组织多学科讨论，就临床支原体相关问题达成了共识。简而言之，泌尿生殖道支原体感染是指主要由解脲支原体（Uu）、人型支原体（Mh）和生殖支原体（Mg）所致的感染。这里提到的支原体，是一类介于细菌和病毒之间的能够独立存活的原核微生物，主要存在于泌尿生殖道和生殖腺之中，常引起泌尿生殖道的炎症。解脲支原体和人型支原体感染概率最高，且解脲支原体是引起围生期母婴感染的重要病原体之一。生殖支原体是一种重要的通过性接触传播的病原体，于1980年首次从2例男性尿道炎患者中分离。基因序列测定研究表明，生殖支原体可以在异性性伴侣中传播。在生殖支原体感染的性伴侣中，48.2%的女性、31%异性男性和41.7%的男男性接触者同时发生感染。

具体而言，依据感染性别不同，生殖支原体感染可引起包括非淋球菌性尿道炎、非特异性生殖道感染及围生期感染等多种疾病，如附睾炎、输卵管炎、盆腔炎、阴道炎、不孕不育、尿道炎、慢性前列腺炎等。支原体是泌尿系感染的常见致病微生物，由支原体导致的泌尿系感染以尿道炎最为多见，其他还包括肾盂肾炎等。

目前认为非淋球菌造成的尿道炎中，35%～50%与衣原体感染相关，20%～40%与支原体相关。此外，近年来已有大量证据证明生殖支原体感染是宫颈炎、子宫内膜炎、盆腔炎、男性生殖道疾病和输卵管性不孕的病因。约有10%的盆腔炎患者的检测样本中能检测出人型支原体。同时，有研究表明人型支原体感染还可致产后发热，其原因可能是造成了子宫内膜炎。再次，有很多临床研究显示解脲支原体可能影响精子活动度，其原因可能是支原体黏附影响精子活动，也有可能是支原体诱导抗精子抗体的产生；支原体与精子活动度之间有相关性，但未能明确其致病性。因此，这有可能是泌尿生殖道支原体感染导致男性不育的潜在原因。

从分类学上讲，支原体归属于柔膜体纲，支原体目，支原体科，其下分为支原体属、脲原体属。目前，根据现有研究结果，能够从人体分离出的支原体共有16种，其中7种对人体有致病性。如前文所述，常见的与泌尿生殖道感染有关的支原体有解脲支原体、人型支原体和生殖支原体等。解脲支原体和人型支原体在我国开展检测时间较早，大多数医院都能检测。生殖支原体自20世纪80年代才被人们发现，受检测条件所限，其仅能在我国极少数医院开展检测。随着研究工作的不断深入和新型选择培养基的不断出现，支原体的新种类随之增多。迄今，能导致人类性病或寄生于人类泌尿生殖道的支原体除上述主要3种外，渗透支原体、发酵支原体、唾液支原体、嗜精子支原体和灵长类支原体等也被逐步发现。这类支原体可引起人类泌尿生殖系统感染，是非淋球菌性尿道炎的常见病原体。引起泌尿生殖道感染的代表性支原体如下：

1.解脲支原体

曾称为T支原体，属人支原体科脲原体属，它可在人工培养基上生长，但营养要求高。它有三层细胞膜，内外两层蛋白质及中层脂质，抗原性主要来自细胞膜和尿素酶脂质部分。尿素酶为其特异性抗原，可作为免疫原诱生特异性抗体。

2.人型支原体

在细菌性阴道病患者中检出率较高，但是否是细菌性阴道病的病因尚不明确。菌体细胞大小为0.2～0.3微米，很少超过1.0微米。由三层蛋白质和脂质组成的膜样结构以及一层类似毛发结构组成。人型支原体可在鸡胚绒毛尿囊膜上或细胞培养基中生长。由于它没有细胞壁，因此对影响细胞壁合成的抗生素，如青霉素等不敏感，但可被红霉素、氯霉素等作用于核蛋白体的抗生素抑制或杀灭。

3.生殖支原体

外观呈烧瓶状，最适生长温度为37摄氏度。生殖支原体生长非常缓慢，在一般培养基、液体培养基及有氧情况中不生长，在不含醋酸铊的SP-4培养基中生长。该支原体可在固体培养基上生长，形成"油煎蛋"样菌落，菌落大小极不一致，直径为20～200微米，可被红霉素和其他一些抗生素抑制。

（赵蓓）

问题82　解脲支原体感染一定要治疗吗？

解脲支原体已在上文有所介绍。其可定植于尿道、生殖道黏膜上皮细胞表面，直接性接触是其感染的主要途径。此外，通过污染的衣物间接接触也可感染。总体而言，解脲支原体感染对男性泌尿生殖系统而言，会导致多种症状发生，如会导致精液里精子活力下降，精液液化时间延长，出现尿道分泌物。解脲支原体阳性的女性容易发生流产，容易导致生育困难。

解脲支原体可以经胎盘传播或由孕妇下生殖道感染上行扩散，引起宫内感染，两者均可导致流产、早产、胎儿宫内发育迟缓、低体重儿、胎膜早破，甚至造成胎死宫内等一系列不良后果。解脲支原体引起的症状需要通过分泌物来诊断，如女性宫颈黏液或男性精液培养等。具体相关疾病包括：①非淋球菌性尿道炎。②妇科疾病，如宫颈炎是临床常见的妇科疾病，其中解脲支原体感染占有很大的比例。当女性生殖道的抵抗力低下时，潜伏在宫颈黏膜皱襞中的解脲支原体大量繁殖，可上行导致子宫肌炎、子宫内膜炎、输卵管卵巢炎、盆腔脓肿及盆腔结缔组织炎症性疾病。③不育不孕，国外许多学者对不明原因的男性不育进行研究，发现含解脲支原体阳性的精液中精子的活动力差，含量少，畸形精子率高，经治疗后大大改善了活动力和减少了异常精子。解脲支原体在不明原因不孕妇女中的检出率明显高于正常人群，因此可能是导致不孕的病原体。④对妊娠的影响，解脲支原体是早产孕妇羊水中最常检测到的微生物。解脲支原体在胎盘中的出现与自然流产、早产、胎膜早破、绒毛膜羊膜炎、产后发热等的发生有关。

专家总结

　　解脲支原体感染可引起多种相关临床表现，既往研究要求无论是否有临床表现均需治疗。但近来研究发现解脲支原体难以彻底清除，可作为定植菌存在，若没有相关临床症状，不一定均需要治疗，若确实需要治疗，可参考其培养的药敏试验选取敏感的抗菌药物进行抗感染治疗。

（赵蓓）

问题83 确诊泌尿生殖道支原体感染需要完善什么实验室检查？

确诊支原体感染有赖于实验室诊断。对于非淋球菌性尿道炎患者、有症状的盆腔炎患者、生殖支原体感染者的性伴侣，指南建议应进行生殖支原体检测。对于有黏液脓性宫颈炎（尤其是性交后出血）及附睾炎的患者，必要时可考虑进行生殖支原体检测。目前没有足够的数据支持对无症状个体进行生殖支原体常规筛查。对于确诊衣原体和（或）淋球菌感染的无症状个体同样不建议进行生殖支原体常规筛查。

总体而言，常用的有支原体培养、特异性抗体检测、代谢抑制试验、DNA探针和PCR等，以培养最为可靠，PCR最为敏感。生殖支原体具有苛刻的营养需求，生长极其缓慢，因此，培养方法不适合临床诊断。根据2018年英国生殖支原体感染处理指南，在临床标本中采用核酸扩增试验检测生殖支原体特异性DNA或RNA是目前唯一的检测方法。建议对生殖支原体阳性标本进行大环内酯类药物耐药性基因分析检测。近期，已有大环内酯类药物耐药商业试剂盒问世，但尚无氟喹诺酮耐药相关商业试剂盒。

2019年美国FDA批准了Hologic公司生产的生殖支原体检测试剂盒。2021版指南提出经FDA批准的检测生殖支原体的核酸扩增试验检测可用于尿液和尿道、阴茎口、宫颈管和阴道拭子样本的检测。

我国对于生殖支原体的实验室检查中，培养法（直接培养法和间接培养法）用于解脲支原体、人型支原体和生殖支原体的检测。支原体的培养是目前国内医疗机构进行解脲支原体和人型支原体检测的主要手段，而且主要是使用液体培养基直接检测并同时进行支原体药敏试验。但是，这种方法有时候会受到细菌或真菌的污染导致假阳性，因此需要固体培养基确认菌落形态才能最后诊断。而且这种方法不能区分微小脲原体和解脲支原体。此外，生殖支原体需培养数周，分离培养极为困难。核酸扩增试验检测快速、简便、特异且敏感，特别是对于难以培养的支原体，PCR是唯一可行的方法，随着核酸检测的快速发展，未来其有望更普遍地应用到生殖支原体检测中去。

（赵蓓）

问题84　泌尿生殖道支原体感染常见的临床表现有哪些？

生殖道支原体在泌尿生殖道中存在定植现象，支原体潜伏期可为数天到数月不等。人群中存在着相当数量没有症状和体征的支原体携带者，以解脲支原体最为突出。

1.男性感染的症状和体征

多数无症状，一般人群生殖道支原体感染者中最终出现症状的男性比例可能低于10%。部分可出现尿道分泌物增多、排尿困难、阴茎刺激感及急性、持续性、复发性尿道炎或包皮龟头炎等。可能出现获得性反应性关节炎或附睾炎等并发症。具体包括：①非淋球菌性尿道炎，男性患者感染后可出现尿道口或尿道内的刺痒、刺痛或灼烧感，可伴程度不同的尿急、尿痛等症状。体检时发现尿道口黏膜充血水肿，尿道口可有浆液性或黏液脓性分泌物。相当比例的男性尿道感染者为无症状感染。②附睾炎，常与尿道炎并存，临床表现多为单侧附睾疼痛、肿胀、有触痛，可伴阴囊水肿和全身发热。当炎症转为慢性时，附睾尾部有硬结，精索增粗。③龟头炎，表现为龟头潮红，但是否可以导致前列腺炎仍有争论。④直肠感染，接受肛交的患者可发生直肠感染，表现为肛周瘙痒，肛门出现分泌物。多数直肠感染者表现为无症状感染。此外，生殖支原体可以黏附精子，影响精子的活力，可能造成男性不育。

2.女性感染的症状和体征

同男性一样，多数感染后无症状，部分患者可出现排尿困难、性交后出血、痛经、宫颈炎及下腹痛等。可能出现盆腔炎、输卵管性不孕（存在争议）、获得性反应性关节炎及早产等并发症。由生殖道支原体所引起的宫颈炎常无症状，或症状常为非特异性表现，最常见的症状是性交后出血。阴道镜检查中出现黏液脓性宫颈分泌物及宫颈脆性增加往往提示存在生殖道支原体感染可能。具体包括：①宫颈炎，生殖支原体被认为是引起女性宫颈炎的病原体之一。典型的宫颈炎可表现为白带增多，阴道及外阴瘙痒、激惹感，体检可发现宫颈充血、水肿、触之易出血，宫颈口可见分泌物等。②盆腔炎与子宫内膜炎，约有10%的盆腔炎患者能培养出人型支原体。同时，有研究表明人型支原体感染还可致产后发热，其原因可能是造成了子宫内膜炎。此外，生殖支原体还可引起女性盆腔炎和输卵管炎，是女性不孕的致病因素之一。

（赵蓓）

问题85　泌尿生殖道支原体感染常用的治疗药物包括哪些？

应向患者详细解释病情，应特别强调生殖道支原体感染对其自身及性伴侣健康的长期影响。应建议患者在和性伴侣共同完成治疗前禁止性行为。对于盆腔炎患者，建议在治疗开始14天内、症状消失前禁止性行为。合理选择抗生素是治疗支原体感染的关键。近年来，由于抗生素的不规范使用，支原体感染的耐药菌株逐年增长，耐药类型呈复杂多样化。支原体没有固定的细胞壁，因此，生殖道支原体对于干扰细胞壁形成的β-内酰胺类抗生素和头孢菌素类抗生素具有天然的耐药性。总体而言，治疗支原体感染常选用四环素和红霉素等作用于核蛋白的抗生素，通过抑制支原体蛋白的合成达到治疗目的。人型支原体和解脲支原体通常对四环素治疗有效，而对于生殖支原体感染，阿奇霉素治疗反应更好。

无并发症的泌尿生殖道支原体感染（如尿道炎、宫颈炎）推荐方案：大环内酯类敏感或耐药情况不详者的治疗方案为口服多西环素，每天2次，共7天，其后分别于第1、2、3天单次口服阿奇霉素，第1天剂量加倍，建议在多西环素疗程结束后立即进行阿奇霉素治疗；大环内酯类耐药或阿奇霉素治疗失败的治疗方案为口服莫西沙星，每天1次，连续10天。有并发症的泌尿生殖道支原体感染（如盆腔炎、附睾睾丸炎）的推荐方案：口服莫西沙星，每天1次，连续14天。

特殊人群：①孕妇，生殖道支原体与不良妊娠结局的关系有限，但与早产和自然流产风险的轻度增加有关。孕期使用阿奇霉素不会增加出生缺陷或不良妊娠结局的风险。妊娠伴无并发症的生殖道支原体感染可采用3天阿奇霉素治疗方案。孕期禁用莫西沙星。对于大环内酯类抗生素耐药或妊娠期生殖道支原体感染妇女的用药选择有限。②母乳喂养的哺乳期妇女，由于母乳中仅可检测到非常低水平的阿奇霉素，因此，母亲采用阿奇霉素治疗对婴儿的风险较低。然而，应监测胃肠道菌群可能对婴儿产生的副作用（包括腹泻和念珠菌病）。

（赵蓓）

泌尿生殖道支原体感染案例分析

　　青年女性患者，已婚，因"阴道分泌物异常伴瘙痒不适2周"至当地医院皮肤性病科门诊就诊。接诊医生仔细询问患者病史，患者否认起病前冶游史，但其配偶既往曾有不安全性行为，未全程戴安全套，目前亦感尿道瘙痒伴分泌物异常。查体发现患者阴道口轻微红肿，阴道镜检查发现宫颈充血、水肿，宫颈管稀薄分泌物。

　　接诊医生安排患者及其配偶分别完善宫颈分泌物和尿道分泌物沙眼衣原体快速法筛查、支原体筛查和淋球菌镜检及培养等，并在患者及其配偶的要求下，完善梅毒及HIV筛查。实验室检查结果提示，患者宫颈分泌物淋球菌镜检及培养均为阴性，镜检白细胞＞30个/视野，沙眼衣原体筛查阴性，支原体筛查人型支原体培养阳性，对多西环素敏感，梅毒及HIV筛查阴性。患者配偶尿道分泌物淋球菌镜检及培养均为阴性，镜检白细胞＞15个/视野，沙眼衣原体筛查阴性，支原体筛查人型支原体培养阳性，对多西环素敏感，梅毒及HIV筛查阴性。据上，患者及其配偶明确诊断为"生殖道人型支原体感染"，上报传染病疫情。患者既往无药物过敏史及其他基础疾病，按照药敏试验结果，给予患者及其配偶多西环素口服治疗。嘱患者及其配偶治疗时多饮水，饮食清淡，避免饮酒，避免再次高危性行为，定期复查肝肾功能等，定期随访和复诊。治疗后患者及其配偶临床症状逐渐消失，随访5月无复发，初次就诊4月后再次自愿筛查梅毒及HIV亦为阴性。

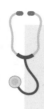

参考文献

[1]柯吴坚,魏然,万筱丽,等.2018年英国生殖支原体感染处理指南读解[J].皮肤性病诊疗学杂志,2019,26(3):183-187.

[2]冷欣颖,邹华春,付雷雯,等.2021美国CDC生殖支原体感染治疗指南读解[J].皮肤性病诊疗学杂志,2021,28(6):487-492.

[3]纪榕荣,张洪文.泌尿生殖道解脲支原体感染的分型研究进展[J].实用医学杂志,2009,25(6):997-999.

[4]张岱,刘朝晖.生殖道支原体感染诊治专家共识[J].中国性科学,2016,25(3):80-82.

[5]赵宇,韩洁,朱威,等.泌尿生殖道支原体感染的研究进展[J].中国计划生育学杂志,2011,19(8):506-508.

第八章

真菌感染——念珠菌性包皮龟头炎/外阴阴道炎

问题86 什么是念珠菌性包皮龟头炎/外阴阴道炎?

念珠菌属广泛存在于人体和自然界中,是人体的自然菌群之一,其存在于人体与外界相通的各个器官中,包括口咽部、鼻咽部、胃肠道、前尿道和阴道等。念珠菌病会侵犯局部的皮肤、黏膜甚至身体的各个组织、器官等,表现多种多样且严重程度亦不相同。

1. 念珠菌性包皮龟头炎

包皮龟头炎是发生在包皮、龟头及其黏膜部的炎症性疾病。发病率最高的是由念珠菌属感染引起的,也称之为念珠菌性龟头炎,由于其通常会累及包皮部位,因此也称之为念珠菌性包皮龟头炎。念珠菌性包皮龟头炎易发生于免疫功能失调的人群,危险因素包括糖尿病、使用免疫制剂、大于40岁、包皮未环切和其性伴侣患有念珠菌性外阴阴道炎。其在任何年龄段的男性人群中都会发生,尤其处于性活跃期的男性更容易发生。包皮口狭小,不能上翻露出龟头的包茎现象,包皮过长及生殖器卫生不良都是引发该病的原因。念珠菌性包皮龟头炎的主要症状是龟头发痒,龟头和包皮上出现环状型的红斑，逐渐向周围扩散，并可形成浅表性溃疡面。包皮内侧及龟头冠状沟处可见白色点状乳酪状分泌物附着，该分泌物易被刮除。还可表现为红斑基础上卫星状分布的糜烂性脓疱，同时附着潮湿的白膜样物。念珠菌性包皮龟头炎如果累及阴囊，在与阴茎接触面上可见鳞屑红斑性皮疹，刺痒明显。如果累及尿道，可出现尿频、尿急，与膀胱感染的症状相似。念珠菌性包皮龟头炎具有一定的复发性，复发性念珠菌性包皮龟头炎可导致包皮裂隙、纤维化、硬化。该病的诊断主要依据典型的临床症状损害以及真菌学检查证据。

2. 念珠菌性外阴阴道炎

外阴阴道炎可以分为非感染性外阴阴道炎和感染性外阴阴道炎两种。非感染性外阴阴道炎主要由化学物质、过敏原、外伤及阴道萎缩等引起的外阴阴道炎性疾病。感染性外阴阴道炎包括细菌性阴道病、念珠菌性外阴阴道炎及滴虫性阴道炎等。念珠菌性外阴阴道炎是一种在育龄期女性中普遍存在的生殖系统感染疾病，其发病率随着性行为的开始而增加，通常表现为外阴部红肿、剧烈瘙痒和灼烧感，同时伴有阴道分泌物异常。

念珠菌是阴道内正常存在的菌群之一，对维持阴道内的生态平衡起一定的作用。由于其在机体内本身数量较少，正常情况下不足以致病，只有在阴道内的微环境发生变化时，例如在pH值变化、营养条件改变、菌群失调或黏膜损伤等情况发生时，这些念珠菌才会变成致病菌，有机会引发感染，从而导致外阴阴道炎的发生，出现炎症性反应。白念珠菌是念珠菌性外阴阴道炎最常见的致病菌，占85%～90%。非白念珠菌引起的外阴阴道感染主要发生于免疫功能受损的女性群体。近年来，随着抗生素等的广泛使用，念珠菌性外阴阴道炎也逐渐增多。

念珠菌性外阴阴道炎最常见的症状是白带增多，外阴及阴道灼热瘙痒，从轻度到不能忍受的剧烈外阴瘙痒，外阴地图样红斑，阴道黏膜红肿，还可伴随小便疼痛及排尿困难等。典型的白带呈黏稠状、奶酪状或为豆渣状，味臭。外阴周围皮肤变化多种多样，可发生很浅的水疱、丘疹，成群出现，亦可形成湿疹状糜烂，局限于外阴或向周围扩展至会阴、肛门周围及股生殖皱襞，类似急性或亚急性湿疹，严重时伴有局部淋巴结肿大。

据统计，50%～75%的女性一生之中至少得过一次念珠菌性外阴阴道炎，其较为常见，孕妇好发，且一半的女性有复发的困扰。念珠菌性外阴阴道炎常见于青春期到绝经前的女性，主要发生于育龄女性。女性患者在不同时期发生感染的原因也各不相同，消除或者避免这些诱因对减少感染的发生非常重要。

（万慧颖）

问题87 念珠菌性包皮龟头炎/外阴阴道炎主要通过什么途径感染和传播？哪些人群容易发生生殖器部位皮肤、黏膜的念珠菌感染？

1. 念珠菌性包皮龟头炎/外阴阴道炎感染和传播的途径

包皮龟头炎是一种炎症累及包皮和龟头的皮肤疾病，在患病部位通常会表现出红斑、水肿、分泌物，或者伴随着瘙痒、疼痛和异味。由念珠菌属感染引起的龟头炎称为念珠菌性龟头炎，因通常累及包皮，故称为念珠菌性包皮龟头炎。该病可见于任何年龄段的男性，尤其好发于性活跃期。在日常生活中，感染因素最为常见。在2009年的一篇流行病学调查中发现，念珠菌性龟头炎的患病率在18%～35%，且检测到念珠菌定植率在26%左右。这可能与包皮龟头的局部微环境有关，除了温暖、潮湿和碱性的环境外，包皮垢内含有大量的脂质和蛋白质，也为真菌的生长提供了条件。

念珠菌性包皮龟头炎易发生于免疫功能失调的人群，危险因素包括糖尿病、使用免疫制剂、大于40岁、包皮未环切和其性伴侣患有念珠菌性外阴阴道炎。念珠菌性包皮龟头炎主要通过性接触传播，与患有念珠菌性外阴阴道炎的妇女或有肛门念珠菌病的男性发生性接触可能引起本病。研究显示包皮环切和未环切者念珠菌的定植率没有明显差异，但是包皮未环切者更容易出现症状，推测可能与局部的卫生状况相对较差和包皮垢的刺激有关。

念珠菌性外阴阴道炎，又称为外阴阴道念珠菌病，也是一种普遍存在的生殖系统感染疾病。由念珠菌引起的阴道炎占阴道感染的20%～25%，它的发生率仅次于最常见的细菌性阴道炎（40%～50%）。虽然念珠菌性外阴阴道炎不再被认为是性病，而且不属于法定传播疾病，但仍然可以通过性接触途径传播给性伴侣，引起交叉感染。不同地区的发病率不完全相同，病原体的组成也有一定的差异。其主要发生于育龄期的妇女，且随着年龄的增长呈下降趋势，同时，未来月经的少女以及绝经后的妇女的发病率相对较小。如使用过多抗菌药物、生理屏障（解剖屏障、功能屏障和微生物屏障）破坏、口服避孕药、杀精剂的使用、激素替代治疗，或者伴随有严重的基础疾病、免疫功能低下、穿化学纤维类内裤、频繁冲洗阴道，或者不注意清洁、疲劳、妊娠以及频繁的性生活等都是念珠菌性外阴阴道炎的危险因素。长期、大量地使用抗生素治疗，无论是全身用药或者局部用药，都会破坏阴道内的正常菌群，特别是破坏了乳酸杆菌对阴道的保护作用，导致阴道内菌群失调，从而使念珠菌大量增殖而引起感染。

2. 容易发生生殖器部位皮肤、黏膜念珠菌感染的人群

生殖器念珠菌病是指念珠菌导致的生殖器及周围皮肤、黏膜的感染性疾病，包括女性念珠菌性外阴阴道炎和男性念珠菌性包皮龟头炎。生殖器部位发生念珠菌感染的概率相当高，以白念珠菌感染为主。近年来，国内外大量的资料表明，生殖器部位念珠菌的菌种和分布有了些许变化，某些非白念珠菌引起的阴道炎的发病率有所上升，其中以光滑念珠菌和近平滑念珠菌所占的比例较高。白念珠菌自身的特点，如具有黏附素和利于侵入的酶等使其更具黏附、侵入和致病性，因此成为生殖器念珠菌病的主要致病菌。

孕妇、糖尿病患者、口服避孕药、阴道冲洗、不洁性交史、HIV感染以及广泛使用抗生素、免疫抑制剂或甾体类化合物治疗者都较易引起生殖器部位皮肤、黏膜的念珠菌感染。广谱抗生素可抑制人体各部位的正常菌群，有利于念珠菌的定植。

糖尿病现在已经是常见病、多发病，其患者人数随着人们生活水平的提高、人口老龄化、生活方式的改变以及诊断的进步而迅速增加。长期的高血糖状态会导致一系列机体代谢和防御功能的紊乱，使糖尿病患者病原体的感染率为36.8%～55.9%。其中念珠菌的感染占重要比例，其发病率高与组织含糖量增高、营养障碍、胰岛素不足、血液中白细胞溶菌率下降有关，因此对于有生殖器念珠菌感染的患者且合并有糖尿病的情况应重点关注。

很多女性的念珠菌性外阴阴道炎是由于压力引起的，并且可能出现在月经前念珠菌性外阴阴道炎加重现象。调查发现，排卵期雌激素水平增高是妇女患念珠菌性外阴阴道炎的先决条件。高水平雌激素使阴道黏膜葡萄糖含量增加，从而增加念珠菌的易感性。妊娠期女性较非孕期女性更容易引起念珠菌性外阴阴道炎，而且很难在孕期消除，这可能也与孕期分泌的高水平的性激素相关。口服避孕药、抗生素的使用都会增加念珠菌性外阴阴道炎的发生，主要是由于其破坏了阴道内正常的菌群环境，从而有助于念珠菌的定植。白念珠菌的持续感染还会导致复发性念珠菌性外阴阴道炎，表现为一年中发生4次或者4次以上的外阴阴道念珠菌感染。患者存在免疫功能异常及处于围绝经期是引起慢性阴道感染的高危因素，通常由非白念珠菌引起，需要仔细排查。

（万慧颖）

问题88 念珠菌性包皮龟头炎/外阴阴道炎常见的临床表现是什么？

1. 念珠菌性包皮龟头炎常见的临床表现

在早期时念珠菌性包皮龟头炎的主要症状就是龟头发痒，这种瘙痒的症状还会蔓延到包皮等地方。随着病情的发展，会引起龟头和包皮上出现环状型的红斑，而且这种红斑还会逐渐地向周围扩散，并可形成浅表性溃疡面。这种红斑会布满整个包皮和龟头，红斑开始时表面比较光滑，边缘较清楚。包皮内侧及龟头冠状沟处可见白色点状乳酪状分泌物附着，该分泌物易被刮除（如图24）。或表现为轻微的有光泽的红斑，其上可见卫星状分布的糜烂性脓疱，同时附着潮湿的白膜样物。

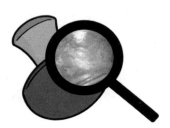

图24　念珠菌性包皮龟头炎
概念图（杨戈供图）

随着病情的加重，龟头及包皮还会出现很多的小水疱，如针头大小，这是病情加重、恶化的结果。这些小水疱最后都可能形成糜烂面，造成龟头及包皮糜烂，翻开包皮时会有液体渗出，甚至是出血，如果患处与衣裤摩擦时会有强烈的疼痛感，给患者的行动带来了很大的不便。念珠菌性包皮龟头炎若累及阴囊，在与阴茎接触面上可见红斑鳞屑性皮疹，刺痒明显。如果累及尿道，可出现尿频、尿急，与膀胱感染的症状相似。少数患者可表现为急性水肿型包皮龟头炎，包皮水肿明显伴刺痒，可出现小溃疡，有腥臭味。极少数男性与患念珠菌性外阴阴道炎妇女发生性接触后，数小时内出现阴茎刺痒、烧灼感，包皮和龟头潮红。这种症状的出现可能是患者对白念珠菌的高度过敏所致。

念珠菌性包皮龟头炎可为原发性，也可继发于糖尿病或长期应用抗生素、肾上腺皮质激素治疗后。糖尿病或使用免疫抑制剂患者还可发生不同程度的急性暴发性包皮水肿、裂隙、溃疡，严重者可引起包皮嵌顿。反复发作的念珠菌性龟头炎可引起局部的干裂、纤维化等改变。

2. 念珠菌性外阴阴道炎常见的临床表现

念珠菌性外阴阴道炎发病率高，有人统计，50%~70%的女性一生中至少患过1次，40%~45%的女性患2次以上，约5%左右的女性患有复发性念珠菌性外阴阴道炎（一年中症状发生4次以上）。念珠菌性外阴阴道炎最常见的症状是白带增多，外阴及阴道灼热瘙痒，从轻度到不能忍受的剧烈外阴瘙痒，外阴地图样红斑，还可伴随小便疼痛及排尿困难等。典型的白带呈黏稠状、奶酪状或为豆渣状，味臭，阴道黏膜高度红肿，可见白色鹅口疮样斑块附着，易剥离，其下为受损黏膜的糜烂基底，或形成浅溃疡，严重者可遗留淤斑。妊娠期念珠菌性外阴阴道炎的瘙痒症状尤为严重，甚至坐卧不宁，痛苦异常，也可有尿频、尿痛及性交痛等症状。急性发作的患者如果治疗不彻底，容易转为慢性复发性念珠菌性外阴阴道炎。

外阴周围常发红、水肿，皮肤变化多种多样，可发生很浅的水疱丘疹，成群出现，亦可形成湿疹状糜烂，局限于外阴或向周围扩展至会阴、肛门周围及股生殖皱襞，直至大腿内侧，完全类似急性或亚急性湿疹。阴唇及阴蒂附近黏膜增厚，互相接触的皮肤表面潮红糜烂，个别可引起微小的白色脓疱，严重时发生溃疡、外阴疼痛及局部淋巴结肿大。

白带并不一定是阴道炎的突出症状，但水样白带、凝乳状或软膏样白带均可出现。有的完全稀薄犹如浆液性渗出液，但其中常含有白色片状物，有的则黏稠如凝乳或颗粒状。常有两种截然不同的临床表现，约半数患者的白带为大量水样或脓性而无白色片状物，阴道黏膜呈中等度发红、水肿，无严重的瘙痒及灼烧感，仅有外阴潮湿感觉。另一类患者的白带呈典型凝乳状或片状黏稠白带，阴道黏膜高度红肿，有白色片状薄膜（如鹅口疮样改变）黏附，易剥离，其下为受损黏膜的糜烂基底或形成浅溃疡，严重者可遗留淤斑，有剧痒及灼热感。

阴道具有自身防御能力及阴道杜氏杆菌抑制作用，约有10%的妇女及30%的孕妇为带菌者，但无任何临床症状。因白念珠菌在pH值为5.5左右的阴道环境中最适宜生长，而在阴道杜氏杆菌正常的情况下，阴道的pH值在4～4.5，白念珠菌即使存在亦很难繁殖。

（万慧颖）

问题89 用于治疗生殖器部位念珠菌感染的药物有哪些？

生殖器部位皮肤、黏膜发生的念珠菌感染比较常见的包括念珠菌性包皮龟头炎和念珠菌性外阴阴道炎。两者涉及的患者性别和器官有所不同，治疗采用的药物有所差别，下面将分别叙述两种疾病治疗采用的药物。

1.念珠菌性包皮龟头炎

一般的念珠菌性包皮龟头炎的治疗首先应保持局部干燥、

清洁与透气，主要采用局部抗真菌治疗，常用药物包括克霉唑、益康唑、咪康唑、酮康唑、舍他康唑、卢立康唑、联苯苄唑、特比萘芬、布替萘芬、环吡酮胺、利拉萘酯、阿莫罗芬等乳膏、凝胶、溶液或洗剂，每天1～2次，疗程至少1周。一般在皮损消退后建议继续外用上述药物1～2周，以减少复发。怀疑耐药或对咪唑类过敏时，还可外用制霉菌素乳膏。如果局部有明显的炎症反应，可短期联合应用咪唑类和氢化可的松类，炎症改善后及时停用氢化可的松类乳膏。症状严重时，可采用氟康唑顿服或伊曲康唑口服1～3天。患有念珠菌感染的性伴侣应在其痊愈前避免与对方再次性接触。如果是反复发作的患者，应控制一些导致白念珠菌过度增殖的易感因素，如合并糖尿病、使用广谱抗菌药物、免疫缺陷（HIV 感染、糖皮质激素应用、放化疗等）以及与患念珠菌性外阴阴道炎的性伴侣再度接触感染。除非症状损害非常严重或可能存在基础疾病，治疗后一般不需要随访。

2.念珠菌性外阴阴道炎

念珠菌性外阴阴道炎的治疗分为局部用药或口服用药。治疗单纯性念珠菌性外阴阴道炎，无论免疫功能低下与否均可局部用药，包括咪康唑软胶囊、克霉唑阴道片或制霉菌素泡腾片；也可选用氟康唑单剂口服1次，疗效可在90%以上。对于严重急性患者，可给予氟康唑多次口服（2～3剂即可）。若为外阴阴道光滑念珠菌病，唑类药物效果不佳时，给予阴道局部硼酸栓剂14

天治疗，可用制霉菌素栓每天局部给药，疗程为14天。对于复发性念珠菌性外阴阴道炎患者，局部或口服氟康唑或口服伊曲康唑胶囊序贯治疗，疗程为6个月。

（杨戈）

问题90　如何减少念珠菌感染的复发？

念珠菌感染通常是容易反复发作的疾病，有多种局部或系统易感因素，念珠菌性包皮龟头炎和念珠菌性外阴阴道炎也不例外。要想减少上述疾病的复发就要先了解一下疾病的易感因素。①从病原体上讲，念珠菌广泛存在于自然界，为条件致病真菌，临床上以白念珠菌最为常见。白念珠菌可以在健康男性的龟头与包皮以及女性阴道定植。有学者证实，14%～18%的男性龟头与包皮可有白念珠菌的定植而不出现任何临床症状。有症状的念珠菌性包皮龟头炎和念珠菌性外阴阴道炎是因为白念珠菌的过度繁殖，且转化为菌丝相而致病。②局部生态的失衡在上述疾病的发病中起了重要作用。念珠菌为条件致病真菌，健康状态下即便有念珠菌的定植，但只要局部微生态保持平衡，念珠菌不易成为致病菌。以男性患者为例，有研究发现已经行包皮环切者和未行包皮环切者其念珠菌的定植率没有明显差异，但是未行包皮环切者更容易出现念珠菌性包皮龟头炎的症状，推测可能与其局部的卫生状况相对较差和包皮垢的慢性刺激导致局部微生态失衡有关。长期系统或局部应用抗菌药物，也可过度杀灭或抑制局部有益菌群，减少对定植念珠菌的拮抗，打破微生态平衡而导致局部念珠菌感染的发生。③部分患者治疗不规范，或存在未按疗程的足量治疗。④部分患者还存在系统性易感因素，即既往患者本身合并可引起局部或系统性免疫缺陷或免疫力低下的状态或其他疾病，如妊娠、糖尿病、恶性肿瘤、HIV感染、放化疗、糖皮质激素系统应用、先天性免疫缺陷病等。这些状态或疾病致使患者对念珠菌感染的易感性增加，抵抗力减弱，清除能力下降，终致疾病反复发作，甚至发展成侵袭性念珠菌感染，危及生命。⑤部分患者存在再感染风险。如果患者性伴侣同患念珠菌感染，那么在未彻底治愈前再次性接触可能有再次感染风险，使疾病复发。

针对以上易感因素，需要从以下几个方面入手减少念珠菌感染的复发。①尽量不要让念珠菌有条件成为致病菌。应对原则为保持患处干燥、清洁及透气，避免局部形成潮湿、温暖环境，维持局部微生态平衡，减少念珠菌过度繁殖。具体措施包括适度局部清洁、避免长期滥用抗菌药物、必要时行包皮环切术、局部应用益生菌等。②积极到医院就诊获取针对念珠菌感染的规范化治疗，并按要求完成治疗疗程，定期复查和随访。③积极控制患者可能存在的系统性易感因素，比如纠正免疫缺陷、积极控制糖尿病、积极控制HIV感染、减少HIV感染对免疫系统的破坏、减轻药物对免疫力的影响等。④尽量避免再次感染。性伴侣一方患有泌尿生殖器部位的念珠菌感染，应通知对方完善念珠菌相关检查，若有异常，需双方同时治疗，并且在痊愈前应避免再次性接触，以防再感染。

（杨戈）

念珠菌性包皮龟头炎案例分析

青年男性患者，未婚，务工人员，因"包皮、龟头起红斑、丘疹伴瘙痒及分泌物异常1月"至某省级三甲医院皮肤性病科门诊就诊。接诊医生仔细询问患者病史，患者否认起病前冶游史，目前无固定性伴侣，因包皮及龟头不适逐渐加重前来就诊。查体发现患者包皮偏长，包皮及龟头可见稍多红斑及少量丘疹，局部可见膜状白色分泌物，包皮垢较多，以冠状沟部位明显，尿道口未见明显异常。

接诊医生安排患者完善冠状沟分泌物滴虫、霉菌及线索细胞筛查。实验室结果提示，患者冠状沟分泌物白念珠菌镜检及培养阳性，滴虫及线索细胞镜检阴性。据上，患者诊断为"念珠菌性包皮龟头炎"，给予2%酮康唑乳膏和1%布替萘芬乳膏交替外用，每天2次治疗，嘱患者注意保持局部干燥、清洁及透气，上述外用药在皮损恢复后坚持继续外用1～2周减少复发，避免在痊愈前与其他人发生性行为。近期性伴侣无法联系。治疗后患者临床症状逐渐消失，随访6月无复发。

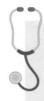

参考文献

[1]中国成人念珠菌病诊断与治疗专家共识组.中国成人念珠菌病诊断与治疗专家共识[J].中华内科杂志,2020,59(1):5-17.

[2]赵辨.中国临床皮肤病学[M].2版.南京:江苏凤凰科学技术出版社,2017.

[3]宁永忠.2016美国感染性疾病学会念珠菌病处置的临床实践指南解读[J].中华临床实验室管理电子杂志,2016,4(3):148-152.

[4]中国中西医结合学会皮肤性病专业委员会,中华医学会皮肤性病学会真菌学组,刘维达,等.黏膜念珠菌治疗指南[J].中国真菌学杂志,2011,6(4):52-55.

[5]中华医学会热带病与寄生虫学分会艾滋病学组.艾滋病合并侵袭性真菌病诊治专家共识[J].中华临床感染病杂志,2019,12(4):253-267.

节肢动物寄生——阴虱病

问题91　什么是阴虱病？

阴虱病是虱病的一种，是由阴虱这种特殊的体外寄生虫感染而造成的。阴虱主要寄生在人体阴毛和肛周体毛，在这里的皮肤产卵、繁殖不断增多。这种特殊部位的虱子可叮咬皮肤引起瘙痒以及典型的皮损表现。主要还是以性接触传播为主，所以它也属于传统意义上的性病。

阴虱病的主要临床症状为外阴剧烈瘙痒，尤以夜间更为严重。瘙痒的部位通常累及整个外阴和肛周、臀部，如果长期感染的患者或多毛的男性，阴虱病还可能累及大腿、腹部、胸部、腋窝、面部（胡须或睫毛）的毛发传染，甚至头发也可以受感染。这些特殊部分的感染有时候和其他的炎症性疾病不太好区分，睫毛感染可导致眼睑阴虱和其他眼部症状，比如结膜感染的炎症或眼部的不适。而头皮感染阴虱被称为"头癣"，也可以引起头皮瘙痒。而感染下腹部和大腿这种毛发相对稀疏的地方，我们就更能看见典型的皮疹——青斑，这种斑疹和阴虱叮咬有关。阴虱感染后的剧烈瘙痒可以引发红斑、小的皮肤溃疡和继发的细菌感染，特别是搔抓后更容易继发感染，甚至引起溃疡。除外瘙痒，局部皮肤或毛发上还可以看到像灰白色小沙粒样的颗粒，这种极有可能就是阴虱的虫卵。如果仔细检查，可能还会发现缓慢移动的阴虱。这种阴虱可能会呈现淡褐色，有时候不太好和毛发的颜色相鉴别。

大部分的阴虱病通过肉眼目视检查到虱虫或虱卵来诊断。对于不好辨认、体积太小的虫子，医生通常需要借助放大镜或皮肤镜进行检测，甚至需拔下虫卵或虱虫在显微镜下观察。皮肤镜也是一种特殊的放大镜，可以直接放大观察到附着在毛发上的虫体或虱卵，以及叮咬的小红点，有助于明确诊断。头皮上由阴虱引起的"头癣"可能被误诊为头虱引起的头虱病。这个时候显微镜的作用就发挥出来了，从头皮采集虱子进行显微镜观察对于正确的病因诊断非常重要。

（周夕溪）

问题92 阴虱与头虱、体虱有何不同？阴虱病主要通过什么途径感染和传播，该如何预防？

1. 阴虱与头虱、体虱的区别

虱病尽管都是由虱虫感染引起，但是根据虱虫的形态、感染部位的不同又分为头虱病、体虱病、阴虱病。

头虱成虫为灰白色，体长2～3毫米，有适合吸血的口器以及适合紧握毛发的足。成虫在头皮以及邻近的面颈部吸血。头虱可以感染各年龄层的人群，但在儿童中更为常见。3~12岁的儿童往往发病率最高，可能是因为他们人际互动最为频繁，特别是在学校，而且女孩的头虱患病率高于男孩。头虱感染的瘙痒程度存在很大的差异，36%的病例报告存在瘙痒，而14.2%的病例无症状。学龄期儿童的头虱症状多是轻至中度，而严重和慢性感染可导致贫血。头虱检查可以借助细齿梳进行直接目视检查，把梳子深入接触头皮，从发根开始梳到发梢。把梳子浸湿了梳更好，因为水分可以减缓虱子的运动。梳理要集中在左右太阳穴、耳后、颈部等部位。要注意位于头皮6厘米内的虫卵，因为头虱通常在靠近头皮的毛发上产卵，孵化需要6~10天，毛发每天生长0.4毫米。

体虱体长2~4毫米，与头虱相比略大，但形态相似。不同于头虱，体虱并不寄居在人类宿主身上，而是生活在衣物中，沿缝线产卵。体虱会到宿主的皮肤上去进食，在不吸血的状态下可存活长达3天。体虱普遍存在于无家可归者、难民和生活在拥挤和不卫生环境中的人身上，并通过身体接触实现人与人之间的传播。体虱主要在混乱或自然灾害期间爆发。体虱感染后也可以引起全身瘙痒，病变通常出现在颈部、肩部、上背部、胸部以及衣服与皮肤密切摩擦的腰部。常见的病变包括表皮脱落、湿疹的表现、丘疹性荨麻疹的表现。在慢性感染中存在瘙痒结节、局部皮肤肥厚增生以及色素沉着。患者搔抓还可能引起脓疱病、糜烂、蜂窝组织炎等。

阴虱是体长为0.8～1.2毫米的半透明寄生虫，形态类似于螃蟹，但是三种虱虫中体型最小的（如图25）。虱虫的6只腿中有4只的末端为突出的蟹钳样爪，因而适合抓住阴毛或身体其他部位的毛发。雌性阴虱的寿命为3～4周，在此期间，每天最多产3枚虱卵。虱卵牢固黏附于毛发根部，并经6～8天孵化。主要发生在外阴、肛周的毛发，泛发的也可以累积胡须、腋毛等，引起局部的瘙痒和皮疹。

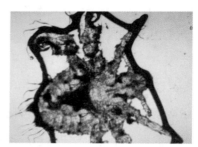

图25 显微镜下的阴虱成虫
（王有为供图）

2. 阴虱病感染和传播的途径及预防措施

虱子不能飞行和跳跃，而是通过人与人接触或通过共用服装和个人用品传播。阴虱病主要通过两种途径传播，一个是性接触传播，一个是间接接触传播。由于阴虱的虫体和虫卵主要附着在整个外阴、肛周、臀部等处，所以最常见、最主要的还是通过性接触传播。遇到阴虱病的患者，医生通常通过追踪病史会发现这位患者是如何感染和传播的。医生通常需询问详细的性行为史并筛查是否存在其他性病。曾经有一项纳入121例阴虱病患者的病例系列研究显示，31%的患者存在另一种性病。所以对于具有同一传播途径的其他性病的筛查是非常重要的。对于性接触传播的预防主要还是注意性卫生，也要注意性伴侣的健康卫生。一旦发现有阴虱病，应检查性伴侣是否受感染，需要注意检查症状发生前3个月到现在的性伴侣。应将虱病感染的情况告知其伴侣，共同治疗，受感染者应避免性接触，直至复查无持续感染。而对于无性接触的家庭成员，如无感染现象，无须太过担心，也无须治疗。

除外性接触传播，阴虱病也能通过接触污染物（如衣物、毛巾或亚麻织品）传播，但这种情况并不常见。有些人总是很担心公共的马桶等接触会不会引起性病，有部分的性病可能会通过这种方式传播，但是阴虱病不太可能从马桶座圈感染，因为该生物喜好温暖环境，而且不适于在光滑表面爬行。那么对于环境中可能存在阴虱的情况，我们如何处理呢？患者在过去2～3天使用的床上用品和衣物应该用热水机洗，并用热烘干机干燥。温度至少应为50摄氏度，干洗也有效。如果床上用品或衣物无法清洗或干洗，也可将其放入密封塑料袋中，活虱在离开宿主后48小时内死亡，无法清洗的物品应装入袋中或至少72小时不与人体接触。物品装入袋中2周可以消除新孵化虱子引起再感染的可能性。无须对居住区域进行熏蒸。

（周夕湲）

问题93 为何阴虱病患者浅色内裤容易出现淡褐色密集分布的斑点？

　　阴虱病的患者内裤上容易有红色的小斑点或者淡褐色密集的小斑点，特别是晚上睡觉前都还是干干净净的，早上起来就发现有这些小斑点。那这些小斑点是什么呢？其实这些小斑点一部分是血迹，一部分是阴虱的排泄物。

　　阴虱的生活习惯为一般喜欢晚上钻入我们的皮肤吸血，而白天则处于静止的状态，附着在毛发上休息。所以大部分患者才会觉得晚上更痒，一方面痒通过搔抓会抓破皮肤，有少量出血，另一方面虱虫吸血后的残留破口也会渗血。我们都知道刺破皮肤以后，我们的血小板及凝血系统会启动，身体会想尽快地修复我们的皮肤破损，避免大量的出血和细菌感染。那如果按正常速度形成血栓，必定影响阴虱享受"大餐"，所以它会在吸血的同时向我们的身体注入一种抗凝物质，随着它的唾液到皮下，所以它叮咬的伤口不大，但是出血的时间会更久，并且我们还会经常看到患者的外阴、大腿这些受感染的皮肤部位出现浅蓝色的斑疹（又叫青斑），也是因为这些抗凝物质造成的皮下淤斑。那么这些出血如果时间久了，就不是开始的鲜红色，而呈现淡褐色、棕色。这是因为从血管中逸出的红细胞被巨噬细胞摄入并由其溶酶体降解，使来自红细胞血红蛋白的Fe^{3+}与蛋白质结合成电镜下可见的铁蛋白微粒，若干铁蛋白微粒聚集成光镜下可见的棕黄色较粗大的折光颗粒，称为含铁血黄素。含铁血黄素是一种不稳定的铁蛋白聚合体，含铁质的棕色色素。所以这些少量但持久的出血充分与空气作用后，就形成了我们早上起来看到的淡褐色或棕色斑点。

另外还有一个可能的原因是阴虱的排泄物，它在晚上吸了血以后会排出铁锈色的虱粪。所以在这个时候，清洗和更换内裤是很有必要的。

（周夕滢）

问题94　阴虱病除了发生在阴毛部位，还可能发生在其他部位吗？

阴虱除了可以寄生在阴毛部位，当然还可以感染阴部之外的有类似终毛的部位。可以说，只要是有卷曲而较短的终毛的地方，都有可能被阴虱所寄生而感染。比如腋毛、胸毛，甚至某些人的头发比较浓密又卷曲，也是可以寄生阴虱的。其中感染睫毛的也不少见，这种特殊的感染又叫睫虱病或眼睑阴虱。虽然名字有所区别，部位不一样，但是其实都是阴虱感染所致。因为阴虱具有蟹钳一样的爪，特别擅长抓住这样的短终毛，适合在有这样毛发的地方寄生。

在这些阴部之外的感染中，比较特殊的是睫虱病。睫虱病患者的睫毛处可以出现红色的结痂，对于病程较长的患者还可能出现上下眼睑相互粘连，并常伴有结膜炎，还可能出现耳前和颌下淋巴结肿大、疼痛等不适。睫虱病通常为双侧眼睫毛受累，在儿童可能会出现经常揉眼睛的情况，甚至还会发生眉毛的受累。在年龄极小的儿童中，偶尔可见阴虱紧紧地抓住头皮边缘的毛发。相对于其他部位的阴虱病，睫虱病可以在儿童中单独发生。而造成的原因主要还是以间接接触为主，比如与成人的密切接触，或者共用污染物。

　　发生在外阴的阴虱可能比较好分辨，但是如果是发生在其他部位的阴虱我们该怎么去鉴别和分辨呢？比如发生在腋窝区域的腋毛菌病，这是一种浅表的细菌感染，主要表现为毛干上可见棒状杆菌的褐色的小结节。这和我们看到的典型阴虱的虫卵或虫体还是不一样的。特别是用一种特殊的染色（革兰染色）会很容易发现棒状杆菌。而在头皮上由阴虱引起的"头癣"可能会被误诊为头虱病，这种情况只能借助显微镜或皮肤镜的检查来明确诊断。发生在睫毛的阴虱感染也是不容易分辨的，因为很多的眼部疾病都可以出现类似的睫虱病的结膜发红或结痂的情况。这个时候仍然需要仔细地检查是否存在虱卵，否则很容易将睫虱病误诊为细菌性结膜炎、过敏性结膜炎、脂溢性皮炎，或者酒渣鼻的睑缘炎。

（周夕溪）

问题95 目前治疗阴虱病的措施和注意事项包括哪些？

1. 剃除患处阴毛

在治疗阴虱的时候，医生通常会跟患者说：第一步，剔除受累的毛发，最常见的是阴毛，为什么需要这样呢？因为阴虱好生活在阴毛上，同时阴毛上还有虱卵的残留，剔除了以后更方便彻底地治疗，让虱虫没有附着、抓握的地方，相当于把它的家都给消灭了。另外，清除残留的虱卵，也可能进一步消灭它的繁殖。还有部分患者毛发比较浓密，可能会影响后续涂药的情况，所以剔除毛发是更有利于彻底治疗阴虱病的好方法。

2. 药物治疗

除了剔除局部毛发可以减少阴虱的患病以及有助于治疗以外，药物的使用也是必不可少的。阴虱病的药物主要分为外用和口服药物。

（1）外用药物

扑灭司林或拟除虫菊酯+胡椒基丁醚：扑灭司林或其他的外用拟除虫菊酯联合胡椒基丁醚对虱子有神经毒性的作用，是治疗阴虱病的首选。相对于其他的灭虱剂来说，它们的应用更为广泛、安全，价格也很低，应该作为首选。市面上有1%的扑灭司林霜或0.33%拟除虫菊酯+4%胡椒基丁醚复方制剂。这两种药

膏的具体使用方法如下:

使用前确保局部皮肤干燥、清洁,以减少药物的经皮入血吸收。这些灭虱剂用药范围应包括所有可以受累区域,通常是整个外阴到肛周、大腿、躯干、腋窝等;10分钟后洗去灭虱剂;虱卵需要去除,可以用虱卵梳、镊子;治疗后换上干净的内衣和衣服。以上治疗可能需要进行多次才能根除。一般我们在首次用药后等待7~10天,然后再评估,如果发现有活虱还需要再次治疗。

马拉硫磷洗剂: 对于上面提到的扑灭司林或拟除虫菊酯+胡椒基丁醚充分治疗后仍存在感染的患者,可以用0.5%的马拉硫磷洗剂涂抹于患处,保留8~12小时洗净。因为马拉硫磷的用药时间长、气味难闻和易燃性,所以一般不作为初始治疗的首选。治疗通常是单次治疗,除非治疗后仍检出虱子。

林旦: 林旦是一种能够抑制寄生性节肢动物神经传递的有机氯杀虫剂。在市面上也很常见,除了用在阴虱、头虱等之外,还可以用于其他寄生虫的感染,比如疥疮。但是其均有神经毒性的副作用,有报道可能引起人类癫痫发作,甚至死亡。尽管这些不良事件大多发生在长时间或重复使用林旦后,但也可偶见于单次使用后,所以不推荐将其作为阴虱病的一线治疗方案。

其他外用药: 5%~10%的硫黄乳膏、50%百部酊等药物。

(2)口服药物

口服药物仍然是常规使用扑灭司林或拟除虫菊酯+胡椒基丁醚充分治疗后效果不好的患者。常用药物伊维菌素,单次口服后7

天再重复。伊维菌素不适用于妊娠和哺乳期女性，并且对于体重小于15千克的儿童，应用伊维菌素的安全性数据也不充分。

（3）其他

因为睫毛部位特殊，必须改良治疗方法以保护眼睛。所以睫虱病的一线治疗是人工清除或者外用眼科级的凡士林，而不是以上所述的灭虱剂。人工清除是指用虱卵梳或指甲移除虱子和虱卵。如果需要额外治疗，比如患者有眼部红肿、粘连等，可将眼科级凡士林软膏涂抹于眼睑边缘，每天2~4次，持续10天。

治疗儿童时优选凡士林软膏。

3. 正确处理阴虱病患者患病期间使用过的贴身衣物及床单、被套等物品

阴虱是一种寄生在人类体毛中的节肢动物，主要寄生于外阴和肛周的体毛中，也可见于胸毛、腋毛、睫毛、眉毛、胡须等处。人是阴虱的主要宿主，因为人体毛周围环境的温度和湿度适宜阴虱的存活和繁殖。阴虱通过吸食人血生存，寿命约30天，离开人体2天内死亡。阴虱病可通过性接触传播，属于性病。被阴虱寄生过的人群是主要的传染源，而被感染者使用过的床单、被套、浴巾、内衣、内裤等也可能因为带有阴虱及虫卵而成为传染媒介。

防治阴虱病关键在于控制传染源、切断传播途径、保护易感人群。阴虱传染性极强，尽可能剃净患者阴毛，剃除的阴毛集中

在一起用火烧毁，切不可乱扔，以免散落到其他地方而传播给其他人。阴虱病主要采用外用药治疗，正确处理患病期间使用过的贴身衣物及床单、被套等物品，是减少复发和避免传染给他人的关键措施。阴虱病患者注意保持患处皮肤清洁干燥，勤洗澡、勤更换内裤，患者衣物、床单、被套、毛巾及其他用品单独使用、单独清洗。衣物、床单、被套、毛巾用开水蒸煮或开水浇烫至少10分钟，用熨斗高温熨烫，不能烫洗的衣物可选择硫黄皂水浸泡30分钟至1小时或者浸泡在常温消毒液中2～3次再进行清洗，清洗后的衣物、床单、被套、毛巾在阳光下暴晒，并在密封袋中存放2周，以彻底杀灭阴虱成虫和虫卵。患者使用过的洗衣机盆具可用开水烫洗，或用84消毒液稀释以后倒入洗衣机和盆具浸泡30分钟至1小时，连续浸泡3天后可彻底杀灭成虫和虫卵。不与他人共用床单、被套、衣物、毛巾等个人用品可预防阴虱病。

（周夕湲/陈静/蒲晓英）

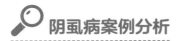

阴虱病案例分析

青年男性患者，未婚，因"外阴瘙痒2周"至当地医院皮肤科门诊就诊。接诊医生仔细询问患者病史后发现，患者既往无基础疾病和皮肤病，20天前有性行为史，2周前逐渐出现外阴瘙痒，尤其以阴毛部位明显，穿浅色内裤时曾发现内裤内侧面有数个褐色小点，为求进一步诊治前来就诊。查体发现患者外生殖器部位及阴毛区域皮肤有少量抓痕，未见明显红斑、丘疹等其他皮损；打开检查灯后即发现患者阴毛上有较多可爬动的针头大小的昆虫及附着于毛干上的针尖大小虫卵。

接诊医生立即安排患者完善阴毛处阴虱镜检，结果发现阴虱镜检阳性（如图26），确诊为"阴虱病"，给予5％硫黄乳膏外用治疗，并嘱患者外用药物前剔除阴毛，将剔除的阴毛用火烧毁，注意贴身衣物的清洁及消毒。患者按说明书使用外用药后，2周后复诊，未见虫卵及成虫残留，2月后复诊无复发。

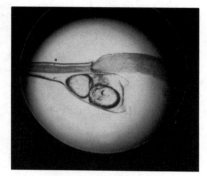

图26 阴虱虫卵显微镜下改变（杨戈供图）

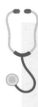

参考文献 ••

[1]FU T Y,Yao C,DENG Y P,et al.Human pediculosis,a global public health problem[J].Infect Dis Poverty,2022,58(11):1-15.

[2]DHOLAKIA S,BUCKLER J,JEANS J P,et al.Pubic lice:an endangered species?[J].Sex Transm Dis,2014,41:388-391.

[3]AKHOUNDI M,CANNET A,ARAB M K,et al. An old lady with Pediculosis pubis on the head hair[J].J Eur Acad Dermatol Venereol,2016,30:885-887.

[4]LI L,LIU X Y,XU L,et al.Dermoscopy of pediculosis pubis[J].JAAD Case Rep,2018,4:168-169.

[5]TANG J Q,RAN X,RAN Y P. Cover Image: Dermoscopy in vivo for the life cycle of Phthirus pubis[J]. Br J Dermatol,2017,176:279.

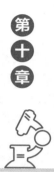

性病防治

问题96　性病影响优生优育吗？

顾名思义，优生优育包括优生与优育两个方面。优生的概念最早起源于英国，主要是指如何通过有效手段来降低胎儿和（或）新生儿的出生缺陷和疾病的发生。优生已经是现代婚姻和家庭最关心的问题之一。简而言之，优生就是让每个家庭都拥有健康的孩子，尽可能降低出生缺陷；优育就是让每个出生的孩子都可以受到良好的教育，为子孙后代良性发展创造有利条件。优生优育的措施包括禁止近亲结婚、提倡遗传咨询和产前诊断等。据上，我们可以看出，优生优育包括以下几个需要关注的因素：社会环境-生物因素、家庭与婚姻因素、父母本身健康状态（包括基因、身体状态与疾病）以及胎儿、新生儿的健康状态（包括基因、身体状态与疾病）等。

那么性病是否对以上因素造成影响呢？如果有影响，具体都有哪些影响呢？让我们来逐一剖析。第一，从社会环境-生物因素上讲，目前某些性病发病率增加，尤其是没有临床表现的性病患者增多，如潜伏梅毒等，可能使性病相关病原体（如梅毒螺旋体、HPV、HSV、淋球菌等）更易从性病的高危人群向普通人群传播，影响夫妻双方身体健康以及生活质量，这将对即将步入婚姻殿堂的未婚青年以及适婚生育年龄段的已婚夫妇造成健康和经济负担，从而影响优生优育。第二，既然是性病，那么这类疾病的主要传播方式和途径仍然是经性接触传播，也就意味着夫妻一方感染，一方面可能传染给另一方，另一方面还可能因为患方患病前婚外性行为、多个性伴侣等情况影响夫妻间的婚姻幸福，导致对优生优育的影响。第三，性病除了影响患者生殖器部位的健康状态外，部分性病还可能危害其他部位器官和系统的健康状态，甚至发生癌变，如梅毒可损伤多个器官和系统，沙眼衣原体感染可导致输卵管堵塞影响受孕或发生异位妊娠，可通过性传播感染的乙肝病毒（HBV）除了引起肝炎，还可诱发肝硬化甚至肝癌，引起尖锐湿疣的高危型HPV亚型（如HPV 16、18型等）还可导致局部鳞状细胞癌的发生（如宫颈癌等）。这些损伤可能使患者的身体健康状态遭到破坏，进而对适婚生育年龄段的夫妇生育能力造成潜在影响。某些性病患者需要较长时间的随访和复诊，并要求在随访期间尽量避免性行为，以防交叉感染。上述因素均会影响优生优育。第四，部分性病可通过母婴传播途径直接影响胎儿、新生儿，如妊娠期梅毒、妊娠期感染HSV、妊娠期感染沙眼衣原体等。这些病原体不仅可使胎儿发生宫内感染，还可能严重影响胎盘功能，引起死产、流产、早产、胎儿畸形、新生儿感染上述疾病等，甚至某些感染是致死性感染，如HSV引起的宫内感染，严重影响和破坏胎儿、新生儿的健康状态，从而在胎儿、新生儿层面影响优生优育。

专家总结

夫妻哪一方或双方罹患性病都可能会影响优生优育。尽管如此,在我国性病仍可防、可治。在专科医生指导下,若患者能积极配合规范化治疗和随访,在疾病得到良好控制后,仍能正常结婚、生育。在我国,党和政府高度关注下一代的健康成长,因此也制定了婚前-育前-孕前-产前的一系列筛查机制,及时、及早发现如梅毒、乙肝等性病和遗传疾病,还制定了相关疾病的产前诊断和母婴阻断治疗方案,尽可能减少性病对优生优育的影响,体现了社会主义制度的优越性。

（杨戈）

问题97　哪些性行为属于高危性行为？发生高危性行为后该怎么办？

从性病的病原体及罹患疾病角度讲,高危性行为是指与不安全的性接触对象（如性病高危人群）和（或）更容易出现破损的部位发生未做安全措施的性行为,并在这一过程中可能存在与对方发生体液交换的风险。那么高危性行为具体包括哪些呢？第一,从性接触对象是否固定看,高危性行为多有不固定的性伴侣，包括多个性伴侣接触，或吸毒后性乱，或存在婚外性行为等。第二，从性接触对象健康状态看，包括其配偶患有性病或接触的其他性伴侣患有性病。第三，从性接触部位看，性接触部位特殊，更易出现接触局部皮肤、黏膜的破损者（如肛门及肛管内性接触，尤其是上述性接触方式的被动方）。第四，从性接触方式看，如未采取安全措施（包括未正确使用安全套等），在性接触过程中发生明显的体液交换者（体液包括精液、阴道分泌物、泌尿生殖道的其他分泌物、血液、皮损渗出液等）。

那么，发生高危性行为后该怎么办？

高危性行为后可以先密切观察自己的身体变化，来初步判断是否有感染性病的可能性。注意自我观察的几个时间节点：

时间节点一：高危性行为后1周左右。

男性：如果高危性行为后1周左右或稍长时间，出现生殖器部位红斑、丘疹、瘙痒、灼热感、水疱、糜烂，尿道出现分泌物等情况。

女性：如果高危性行为后1周左右或稍长时间，出现豆腐渣样白带及外阴瘙痒、红斑、丘疹、水疱、糜烂等。如有以上症状，可能感染了念珠菌、淋球菌或HSV等。这些病原体感染大多可以在出现症状后被及时检测出来。

时间节点二：高危性行为1个月后。

若出现外阴无痛性、质地稍硬的溃疡，或者同时伴有全身性皮疹，就可能感染了梅毒。此时可以进行血液检查，以初步排除梅毒。若同时进行HIV抗体检测可初步排除艾滋病。

时间节点三: 高危性行为3个月后。

高危性行为数月(平均3个月)后,如果此时外阴出现疣状或菜花状赘生物,就有可能患了尖锐湿疣。此期若进行血液检查,可以确定诊断或排除艾滋病、梅毒、生殖器疱疹等性病。

如果一直都没有观察到上述症状,是不是可以不用检查就能排除性病了呢?当然不是,要知道,梅毒有潜伏梅毒,生殖器疱疹可以有不典型表现。所以,彻底地排除还是需要去正规医院做相关检测。

性病发病有一定的潜伏期,性病检测也有一段窗口期。性病潜伏期是指从病原体进入人体后,直到出现性病临床症状的时期。性病窗口期是指从病原体进入人体后,直到能用检测方法检测出来的时期。但由于环境的影响和患者个体的差异,其潜伏期和窗口期长短往往不一致,而且不同性病的潜伏期各有不同。现在我们分别讲述几种常见性病:

1.艾滋病

关于多久可以完全排除艾滋病感染的风险,这个取决于艾滋病的窗口期。窗口期为2~12周,所以应在高危性行为2~4周以后做初步检测。50%~70%的人往往在感染后1~2周有类似感冒的急性期症状。感染艾滋病后,一般数周至6个月可产生抗HIV抗体,如经输血感染,2~8周可产生抗HIV抗体;如经性接触感染,2~3个月可产生HIV抗体。

2.梅毒

潜伏期最短者可在1周之内，长者可在1～2月，一期梅毒潜伏期在2～4周。

3.淋病

其潜伏期为2～10天，平均为3～5天。

4.尖锐湿疣

患者潜伏期个体差异很大，平均3个月。有研究发现，感染HPV到发展为尖锐湿疣的中位时间为6～10个月，最短为2个月，最长可达18个月。

5.非淋球菌性尿道炎（衣原体和支原体）

潜伏期一般为1～4周，最长可达1个月之久。

6.生殖器疱疹

潜伏期一般为2～10天，平均为6天，病程为2～3周，复发者多数1周内可逐渐自行缓解。

如果一直无明显临床症状或无明显主观不适，却又总担心，那么你可以去医院进行性病筛查：

1.尿道炎的系列检测

包括尿道分泌物常规镜检、支原体培养及药敏试验、沙眼衣原体快速筛查、淋球菌镜检及培养、滴虫/霉菌/线索细胞筛查以及上述病原体已经开展的核酸筛查等。

2.血液方面的系列检测

梅毒螺旋体特异性、非特异性血清学试验（如TPPA或TPHA、RPR或TRUST或VDRL）、HIV筛查和HSV抗体检测等。

3.增生物的系列检查

HPV基因分型检测、醋酸白试验、皮损组织病理活检等。

4.疱疹组织液系列检查

HSV-1/2 DNA核酸检测等。

5.寄生虫系列检查

如疥虫、阴虱的虫卵和成虫的镜检等。

6.真菌感染系列检查

如分泌物滴虫/霉菌/线索细胞筛查、真菌免疫荧光筛查及培养等。

7.窥阴器、阴道镜、尿道镜、直肠镜等仪器系列检查

针对患者阴道、宫颈、尿道、肛管等腔道部位的病灶筛查等。

8.皮肤镜、病理活检等系列检查

明确病灶细胞在放大系统或显微镜下的结构改变，以明确病变性质等。病理活检为有创检查，一般应用较少，多用于病变性质不清或疑似恶变病灶取材检查。

其实大多数患者在发生高危性行为后，更多的是心理负担，并

且大都属于是多余和没必要的担心，如果在规定的时间内去正规医院做的检查结果正常，应该可以排除之前高危性行为后感染上性病的可能。需要强调的是，一定要去正规的医院检查、治疗。

如果已经明确性接触方确实既往患有特定性病，如梅毒及HIV感染，需及时到正规医院、疾病预防控制中心或有评估资质的医疗机构（如传染病防治医院等）进行疾病感染风险评估，必要时应接受相关疾病的及时阻断治疗和复查。

另外，还需注意防止交叉感染，有些患者得了性病后通常瞒着自己的配偶。要知道，在家庭里不管是丈夫还是妻子，都有义务和责任来保护对方的身体健康。如果没有让对方检查和治疗，没有夫妻双方同治，性病就有可能像打乒乓球一样，在两人之间来回交叉感染。

（杨戈/毛翀）

问题98 性病患者的配偶或其他性伴侣需要注意什么？如何及时发现自己或性伴侣可能罹患性病，以便及时就医并减少疾病传播？哪些人群需要定期筛查梅毒与HIV？

1. 性病患者的配偶或其他性伴侣需要注意的事项

众所周知，性病除主要通过性接触传播外，还可能通过血液传播和间接接触传播等其他途径传播。不同疾病和不同病原体传播方式不尽相同。既然如此，那么性病患者的配偶或其他性伴侣就有被感染的风险。为减少自身感染风险，性病患者的配偶或其他性伴侣需要注意以下问题：第一，积极配合患者治疗和术后护理，督促患者定期复查和随访，以期促进患者疾病尽快康复，促进病原体清除，尽快降低患者传染性。第二，配偶或其他性伴侣应积极配合完善相同疾病和可能存在的共病的筛查，如发现罹患梅毒，有必要同时筛查HIV，发现可疑淋病，需要同时筛查淋球菌和沙眼衣原体等。一方面是及时发现配偶或其他性伴侣是否已经患病，是否需要尽快治疗；另一方面是避免若双方都感染，仅一方治疗导致后续的交叉感染。第三，注意患者常用衣物等日常用品和清洁用品的消毒以及环境卫生，避免因为接触被患者污染的物品通过间接接触途径感染性病。第四，注意保护家中小孩和老年人等抵抗力差的易感人群，避免通过密切接触感染性病。第五，积极主动接受性病科普知识的宣讲和学习，提高对疾病的认识，加强疾病防范意识。第六，避免在患者治疗、随访过程中与之发生性行为，减少被感染风险。第七，通过学习和自律，改变熬夜、酗酒等不良生活方式，加强体育锻炼，增强抵抗力。

为什么性病患者治疗和随访期间需避免与他人发生性行为？

第一，不需要进行有创检查和治疗的患者，由于病原体的清除需要一定周期，那么这类患者一般在治疗后以及规定的随访期间仍可能具有一定传染性，故不建议与其他人发生性行为，避免引起他人感染，造成病原体的传播。第二，若患者的治疗属于有创治疗，如冷冻治疗、激光治疗、手术治疗等，术后创面恢复需要时间，若此时与其他人发生性行为，一方面可能增加创面撕裂、感染、伤口延迟愈合、瘢痕形成等风险，另一方面增加双方在性行为中发生体液交换的风险，不仅可能将已患疾病传染给对方，还可能增加其他性病感染的风险，如梅毒螺旋体、HIV、淋球菌、沙眼衣原体感染等。第三，部分性病的病原体如HPV、HSV在感染局部留存时间偏长，可能长期具有传染性，因此，在彻底清除前不建议与他人发生性行为。第四，部分性病如梅毒等，需要在治疗后长期随访，通过反复查TRUST或RPR或VDRL滴度来判断病情恢复情况及传染性情况，部分患者可能存在病情及传染性的反复，因此，不建议患者在治疗和随访期间与他人发生性行为。

专家总结

性病患者在治疗和随访期间应避免与他人发生性行为，以减少交叉感染。

2. 发现自己或性伴侣可能罹患性病的方法，以便及时就医并减少疾病传播

充分评估自己或性伴侣是否有不洁性接触史。如果有相关接触史，需考虑接触发生的时间和接触发生的地点、环境，了解接触对象的健康情况、接触对象的国籍情况、接触对象的职业、接触对象的文化程度、接触对象是否有其他性伴侣、接触对象的生活习惯、接触对象的社交情况等，这些因素与是否感染性病密切相关。评估是否存在与性病患者有直接或间接接触的情况发生，如共用毛巾、洗漱用品、厕所、浴室、被子等，如果同时有相关临床表现，可及时就医排查。

对于男性而言，如果出现以下症状，建议及时就医，进行性病相关筛查：第一，如果在外生殖器部位，如包皮、阴茎、阴囊或龟头冠状沟等处，或在肛门、手足底、眼睑、口唇、舌、咽喉等处，出现红斑、丘疹、硬结、水疱、溃疡、糜烂等，尤其是口腔硬腭上出现赘生物、咽喉部出现红肿、扁桃体增大、眼睑出现红肿、结膜充血、眼部出现脓性分泌物溢出等，或外生殖器出现坚硬的伴疼痛或无痛的溃疡等。第二，如果在前尿道部分有轻度的灼热、疼痛感，尿道内流出异常分泌物，如稀薄的黏液样分泌物或脓性分泌物，或者出现尿频、尿急、尿痛、排尿困难、尿闭以及终末血尿等症状。第三，出现会阴部坠胀痛，临床上出现会阴部坠胀疼痛常常提示病变可能已上行侵犯后尿道、前列腺和精囊等。第四，出现全身症状，如发热，全身倦怠无力，食欲缺乏，甚至恶心、呕吐，关节疼痛，全身淋巴结持续性肿大等。第五，对于有直肠性接触史者，还需注意是否有排便时疼痛、瘙痒，大便呈黏液状或血便，肛周出现异常增生物等症状。

对于女性而言，如果出现以下症状，建议及时就医，进行性病相关筛查：第一，白带增多，为黄色或绿色的脓液，或呈豆腐渣样，常伴有外阴及阴道瘙痒，外阴出现异常气味，可能伴随尿频、尿急、尿痛等。第二，在生殖器表面出现如菜花样或疣状增生物，或出现红斑、丘疹、硬结、水疱、溃疡、糜烂等。第三，全身出现无明显瘙痒的暗红斑，尤其是在手足掌心出现。第四，出现全身症状，如腹痛、发热、乏力、恶心、呕吐、关节疼痛、全身淋巴结持续性肿大等。

3. 需要定期筛查梅毒与HIV的人群

需要定期筛查梅毒与HIV的人群我们往往称之为高危人群。以下几类人群需定期筛查梅毒与HIV：

（1）发生过高危性行为的人群

高危性行为包括婚外性行为、多个性伴侣行为等，尤其是在没有做好防护的前提下发生过高危性行为的人群应该到疾病预防控制机构、医疗机构进行咨询，并接受梅毒和HIV的检测。如果确诊，这些患者的性伴侣也需要进行检查。

（2）发生高危性行为后，出现异常症状的人群

如出现尿频、尿急、尿痛，白带异常、阴道异常出血、异味，尿道异常分泌物，生殖系统红斑、丘疹、硬结、水疱、溃疡、糜烂、赘生物等症状就诊时，在进行相关检查的同时，应当进行梅毒和HIV的筛查检测。如果确诊，这些患者的性伴侣也需

要进行检查。

（3）发生可能导致血液传播高危行为的人群

如使用过不安全血液制品或有过卖血献血经历，由于生病或受伤等原因需要输血，在输血时使用的血液制品卫生状况不过关等，都很容易导致梅毒螺旋体和HIV进入体内而感染。有过卖血经历的人，如果抽血用的针头没有经过严格的消毒，也容易造成感染。另外，在缺乏资质的小诊所或医疗工作室进行有创治疗的人群，如一些患者为了图方便或者出于其他原因，往往喜欢在一些小诊所进行打针、输液、补牙、拔牙、清创缝合等有创治疗。但是，这些小诊所可能并不具备相应的医疗资质，比如缺乏相关的卫生执业许可证，没有严格的消毒措施，这样就增加了感染的风险。还有吸食毒品人员，如因吸毒存在与他人共用注射器的行为，则需要进行梅毒和HIV的筛查。如果确诊，这些患者的性伴侣也需要进行相关检查。

（4）从事一些特殊职业的群体

比如接触被污染的注射器针头或手术器械的医生、护士等，接触已感染的血液样本的实验室工作人员等。这些群体相对于正常人来说，更容易感染。

（5）母亲已感染梅毒螺旋体或HIV的新生儿

母婴传播是梅毒和艾滋病的传播途径之一。一旦母亲感染了梅毒螺旋体或HIV抗体呈阳性，新生儿就很容易感染。

（杨戈/毛翀）

问题99　如何获取规范化的性病诊疗？

不知从何时起，在我们的身边，街头巷尾出现了大大小小的"性病专科门诊"或"性病诊所"，网络、电视、大报、小报上关于治疗性病的广告形式之多，内容涉猎之宽，覆盖面之广。这些形形色色的宣传，给一些患者和非患者产生了不少的误导。然而，在他们所谓的专业治疗中，不少人遭受了冤枉罪，花了不少冤枉钱，背了冤枉名。这些受害者中有些是真正的性病患者，也有不少是正常人群。所以获取规范化的性病诊疗显得尤为重要。

如果发生了高危性行为，或可能感染性病的情况，或出现了可疑的相关症状，首先是要正视病情，不能讳疾忌医，千万不要自行服用或外用药物，甚至购买一些广告标注有治疗某种性病的所谓"特效药"。既不知道药物的成分，也不懂得如何规范用药，往往在用药方法、剂量上出问题。这样不但误治、没有疗效，而且可能越治越严重，以至于延误最佳治疗时机，甚至将性病传染给家庭其他成员。另外，也最好不要自投"性病陷阱"，去不正规的医疗机构就医。有些患者被夸大其词的广告误导，有些患者担心在正规的医疗机构就诊会泄露隐私，就去不正规的医疗机构就医。而不正规的医疗机构可能正好利用患者怕被"曝光"的心理，让患者对他们的治疗方案言听计从，导致误诊、误治、延误病情甚至将性病传染给他人。

　　建议最好到当地正规的医疗机构进行现场咨询就诊，在就诊时可以建立固定的医患关系，如选择固定的医院和医生，彼此比较了解，有利于治疗、复诊、随访。如现场就诊确实不方便，也可以选择正规的医疗机构线上网络咨询的就诊方式，或查询正规医疗预防机构公布的如微信公众号等社交平台，查询相关信息。一定要相信专业的问题需交给正规专业的人员解决。另外，如需通过网络查询相关疾病信息，建议浏览正规的医疗机构或疾病预防控制机构主办的官方网站，查询相关疾病的权威机构出版的诊疗指南，如由中国疾病预防控制中心性病控制中心发布的《性传播疾病临床诊疗指南》等。

（毛翀）

问题100　如何预防性病？目前哪些性病可以采用疫苗接种预防？

　　传染病的传播及罹患主要涉及三个方面，包括传染源、传播途径和易感人群，性病也不例外。那么要减少和预防性病就需要从上述三方面进行阻断。

　　第一，控制传染源。性病的传染源主要是患者，并且不少性病病原体的天然唯一宿主就是人类，比如梅毒螺旋体、HPV、HBV、HIV、HSV等。已发生高危性行为者，应积极完善筛查和及时发现性病，尤其是没有明显临床表现者，如潜伏梅毒等，并积极通知性伴侣完善相关筛查；若发现已经感染，应采取积极、规范、足量的治疗和必要的随访及复诊，缩短病程，减少复发，有助于避免相关病原体从性病高危人群向普通人群扩散。同时，注意初诊时就应积极完善可能存在的共病的筛查，如发现罹患梅毒，同时筛查HIV；发现淋球菌感染，同时筛查沙眼衣原体等；反之亦然。对治疗效果欠佳的患者积极筛查可能的原因，促进疾病康复，减少病原体传播。有时还需要对衣物等日常生活用品和生活环境进行消毒和杀灭相关病原体，减少患者携带的病原体对周围环境的污染和影响。另外，性病初诊医生应积极按照相关规定上报传染病疫情，患者应积极配合疫情上报，有利于国家及时、全面了解疫情现状和发展趋势，制定相应防疫政策和措施。

第二，切断传播途径。性病的传播途径主要涵盖性接触传播、血液传播、母婴传播以及间接接触传播等途径，以性接触传播为主。①从性接触传播而言，应提高道德修养，性伴侣应固定，避免婚外性行为和不正当的性行为，尽量避免与性病高危人群发生性行为，避免其他高危性行为和无保护性行为，提倡正确规范地使用安全套，尽量降低性行为过程中与他人发生体液交换的风险。一旦发生高危性行为，应尽快至相关医疗机构进行感染风险评估，必要时应尽快采取可用的有效阻断手段干预，如HIV的阻断治疗、梅毒的阻断治疗等，并在阻断前后均需完善相关病原体的筛查。②从血液传播而言，严格落实采血前的相关筛查，严控血液制品储存条件和适应证，避免患者输血感染性病。避免共用针头等注射用具。③从母婴传播而言，积极在婚前、孕前和孕中完善性病筛查，发现异常积极治疗，并积极采用相关母婴阻断治疗，尽量避免性病的母婴传播。④从间接接触传播而言，避免接触和共用被患者污染的日常用品和清洁用品，对衣物等日常生活用品和生活环境进行必要的消毒，减少其他人通过间接途径罹患性病。

第三，保护易感人群。保护易感人群并不是借助外力因素来保护易感人群，而是提升易感人群的自我保护力。简而言之就是指能够有助于增强易感人群对性病的抵抗力和减少传播的各种措施。从知识储备和健康教育方面来看，积极主动学习性病科普知识，有助于提高易感人群对相关疾病的认识水平，积极防范感染。积极开展"同伴教育"，有利于纠正不良或高危性行为模式。从性伴侣处理方面来看，一方发现患有性病，应积极主动通知性伴侣完善相关筛查，必要时同时治疗，避免交叉感染。从增强特异性免疫力方面来看，应重视疫苗接种，适龄人群主动积极接种现有疫苗，如乙肝疫苗、HPV疫苗等，可通过疫苗接种获取相关疾病的特异性抵抗力，阻断相关病原体的感染。从增强非特异性免疫力方面来看，需要改变不良生活方式（如熬夜、酗酒等），加强体育锻炼等。包皮环切术在一定程度上可降低HIV、HPV以及HSV的感染风险。

那么，目前哪些性病可以采用疫苗接种预防？

性病在全球的感染形势不容乐观，疫苗是控制性病最为经济有效的手段之一。WHO对性病疫苗的研究提出了全球性的发展规划，疫苗对于有效控制性病有着不可估量的作用，但目前成功研发并应用于人群的仅有HPV疫苗（详见尖锐湿疣相关章节），其他控制性病的疫苗还处在研发阶段。

随着全基因组学及蛋白组学等研究的深入，高通量技术可以在短期内完成大量候选抗原的克隆、表达和纯化，鉴定出具有一定免疫原性特征的蛋白质，为疫苗的研究提供一条新的途径。目前有多种性病病原体的疫苗在研究中，如针对HSV感染和针对沙眼衣原体感染等的疫苗。

（杨戈/毛翀）

参考文献

[1]张学军.皮肤性病学[M].9版.北京:人民卫生出版社,2018.

[2]何纳.中国艾滋病流行病学研究新进展[J].中华疾病控制杂志,2021,25(12):1365-1368.

[3]毕雷.哪些人属于艾滋病的高危人群?[J].卫生与健康,2019,35(1):149.

[4]韩燕,尹跃平,陈祥生.主要性传播感染性疾病疫苗的研究进展[J].国际流行病学传染病学杂志,2018,45(1):62-65.

[5]中华医学会皮肤性病学分会,中国医师协会皮肤科医师分会,中国康复医学会皮肤性病委员会.中国尖锐湿疣临床诊疗指南(2021完整版)[J].中国皮肤性病学杂志,2021,35(4):359-374.